Pflege PRAXIS

Ursula Kriesten

Praxiseinsätze in der Pflegeausbildung

Das Begleitbuch für Auszubildende

In Settings und Strukturen orientieren

schlütersche

Dr. Ursula Kriesten ist Krankenschwester, Lehrerin für Gesundheits- und Pflegeberufe und Master of Business Administration. Sie promovierte in Gesundheits- und Pflegewissenschaften und arbeitete rund 30 Jahre in führender Position in der Pflegebildung. Zudem ist sie seit 2010 als Lehrbeauftragte und Gutachterin an Hochschulen und in der Beratung tätig.

»Das Lernen an den Lernorten der Pflegepraxis prägt das Denken und Handeln für ein ganzes Leben.«

URSULA KRIESTEN

Bibliografische Information der Deutschen Nationalbibliothek
Die Deutsche Nationalbibliothek verzeichnet diese Publikation in der Deutschen Nationalbibliografie; detaillierte bibliografische Daten sind im Internet über http://dnb.de abrufbar.

ISBN 978-3-8426-0900-6 (Print)
ISBN 978-3-8426-9192-6 (PDF)
ISBN 978-3-8426-9193-3 (EPUB)

Originalauflage

Aus Gründen der besseren Lesbarkeit wurde in diesem Buch gelegentlich die männliche Form gewählt, nichtsdestoweniger beziehen sich Personenbezeichnungen gleichermaßen auf Angehörige des männlichen und weiblichen Geschlechts sowie auf Menschen, die sich keinem Geschlecht zugehörig fühlen.
Autorin und Verlag haben dieses Buch sorgfältig erstellt und geprüft. Für eventuelle Fehler kann dennoch keine Gewähr übernommen werden. Weder Autorin noch Verlag können für eventuelle Nachteile oder Schäden, die aus in diesem Buch vorgestellten Erfahrungen, Meinungen, Studien, Therapien, Medikamenten, Methoden und praktischen Hinweisen resultieren, eine Haftung übernehmen. Insgesamt bieten alle vorgestellten Inhalte und Anregungen keinen Ersatz für eine medizinische Beratung, Betreuung und Behandlung.
Etwaige geschützte Warennamen (Warenzeichen) werden nicht besonders kenntlich gemacht. Daraus kann nicht geschlossen werden, dass es sich um freie Warennamen handelt.

Lektorat: Claudia Flöer, Text & Konzept Flöer
Covermotiv: PureSolution – stock.adobe.com
Covergestaltung und Reihenlayout: Lichten, Hamburg
Satz: Sandra Knauer Satz · Layout · Service, Garbsen
Druck und Bindung: Salzland Druck GmbH & Co. KG, Staßfurt

Inhalt

Dank und Hinweise zum Buch

Ich danke wieder einmal ganz besonders meiner Lektorin Claudia Flöer von Text & Konzept Flöer für die kreative, strukturgebende und motivierende Zusammenarbeit. Seit mehr als 30 Jahren darf ich auf sie zählen. Ich schätze ihre unkomplizierte und fördernde Zusammenarbeit sehr.

Zudem danke ich den zuarbeitenden Ausbildungsträgern, Praxisanleitenden und Dozent*innen, den vielen Auszubildenden, Studierenden und Kolleg*innen für ihre wertvollen Rückmeldungen, Anregungen und Forderungen.

Auch danke ich meinem Ehemann Herbert Kriesten für seine verständnisvollen und mehrwertigen Unterstützungen meines Schreibens über den Zeitraum von nunmehr 30 Jahren.

Info

In diesem Buch begleiten Sie Personen, die zwar fiktiv sind, deren Erfahrungen aber von vielen Auszubildenden und Mitarbeitenden geteilt werden:

Charlotte, 1. Ausbildungsjahr, Ausbildungsträger: ambulanter Pflegedienst
Finn, 2. Ausbildungsjahr, Ausbildungsträger: Krankenhaus
Mahari, 3. Ausbildungsjahr, Ausbildungsträger: Altenpflegeheim
Monika Dessler, Pflegepädagogin, Leiterin einer Pflegeschule
Kerstin Langemann, Praxisanleitende in der Langzeitpflege
Frieda Klee, Angehörige, häusliche Pflegesituation

Ein Wort zuvor

- Sie interessieren sich für eine Pflegeausbildung oder haben diese bereits begonnen?
- Sie suchen einen Ausbildungsträger, der zu Ihnen passt und denken mit Respekt an die vielen Praxiseinsätze bei den unterschiedlichen Pflegeeinrichtungen?
- Sie möchten wissen, welche Besonderheiten die Praxiseinsätze vorsehen, und möchten sich gut darauf vorbereiten?
- Sie möchten gesund durch die Pflegeausbildung kommen und einen Ausbildungsabbruch vermeiden?
- Sie möchten sich maximal auf die praktische Pflegeausbildung vorbereiten und Ihr Selbstmanagement optimieren?

Dann lesen Sie dieses Buch, machen Sie die Übungen und reflektieren Sie sich bei den Checks, im Sinne von »Ich teste mich selbst«. Dieses Buch kann Ihnen dabei helfen, die praktische Pflegeausbildung optimal vorbereiten und bewältigen zu können.

Sie sollten wissen: Während die theoretische Pflegebildung einer Fülle von Vorgaben, strukturellen und inhaltlichen Regeln bzw. Gesetzen folgen muss, ist das bei der praktischen Pflegeausbildung anders. Hier fehlen verlässliche trägerübergreifende Informationen. Es gibt bislang keine verbindlichen Ausbildungsstandards oder -konzepte. Auch Vorgaben, Transparenz, Einheitlichkeit und klar definierte Outcomes sind Mangelware.

Sie werden in Ihrer praktischen Pflegeausbildung Dinge erleben, die in keinem Lehrbuch beschrieben sind. Sie arbeiten mit und an Menschen in ihrer unvergleichbaren Einzigartigkeit.

Sie werden in sehr unterschiedlichen und oft schwierigen Rahmenbedingungen und Anforderungen praktisch angeleitet. Doch häufig müssen Sie ohne gezielte Anleitung schwierige Situationen im Pflegealltag bewältigen.

Es ist unabdingbar, sehr gut praktisch ausgebildet worden zu sein, um den vielfältigen Pflegesituationen während und nach der Ausbildung Stand halten zu können. Die berufliche Pflegepraxis ist der Ort, an dem Sie einen ersten realistischen Eindruck vom Beruf oder von der praktischen Ausbildung gewinnen und an dem Sie berufliche Handlungskompetenz und Beschäftigungsfähigkeit entwickeln können.

Von Ihnen wird erwartet, dass Sie handlungskompetent werden. Nach dem Pflegeberufegesetz steht keine altersgruppen- und settingspezifische Pflegebildung, sondern eine generalistische Pflegeausbildung im primären Fokus, obwohl die unterschiedlichen Settings der Pflege spezifisches und unterschiedliches Kennen und Können einfordern.

Was ist das Ziel der Pflegeausbildung nach dem Pflegeberufegesetz? Die generalistische Pflegeausbildung fordert, dass Sie exemplarisch lernen und als Lernende generelles Wissen in spezialisierte Bereiche handlungsorientiert transferieren können.

Fazit

Die Pflegeausbildung mit ihren sich abwechselnden Phasen von Theorie und Praxis soll Ihnen theoriegeleitete und realitätsgetreue Einblicke in die Berufswelt der Pflege ermöglichen.

Die Lernorte der Pflegepraxis werden Ihr Denken, Reflektieren und Handeln prägen. Die praktische Pflege versorgt Sie mit Wissen und Können für Ihr gesamtes (Berufs-)Leben.

- Mit diesem Buch möchte ich Ihnen bis zu Ihrer praktischen Prüfung eine gute Orientierung, einen Leitfaden, eine Begleitung und eine Anleitung geben. Und zwar auf Augenhöhe mit Ihren Ausbildner*innen!
- Dieses Buch unterstützt Sie auf dem Weg vom Kennen zum Können, von der Fertigkeit zur handlungsfähigen Kompetenz und zur Reflexionsfähigkeit. Es soll Ihnen neben dem Erwerb externer Evidence (Wissen aus Büchern und aus der Theorie) auch bei der Entwicklung Ihrer internen Evidence (Erfahrung und Handeln in der direkten persönlichen Begegnung mit Ihrem einzigartigen Pflegeempfänger) ein guter Begleiter sein.
- Ich möchte damit einen Beitrag leisten, um der praktischen Pflegeausbildung Wertschätzung, Bedeutung und Respekt zu zollen.

Ich danke den Auszubildenden und Ausbildungsverantwortlichen, die mir mit vielen Statements und Feedbacks Erfahrungen aus ihrer Ausbildungszeit geschildert haben.
Ich wünsche Ihnen viel Kraft und Freude bei der bedeutsamen und von mir hochgeschätzten praktischen Pflegeausbildung.
Über Ihre konstruktiven Rückmeldungen und Hinweise freue ich mich: Was fehlt dem Buch und was ist gelungen? Trauen Sie sich, mir eine Rückmeldung zu geben.

Nicht vergessen: Pflegen bedeutet mehr als beim Gesundwerden zu helfen. Möchten Sie den Anforderungen der praktischen Pflegeausbildung standhalten? Dann bereiten Sie sich maximal vor.

Wiehl, im Juni 2023 Ihre Ursula Kriesten

Prolog

Eine gute praktische Ausbildung ist nur dann möglich, wenn Ausbildende und Auszubildende wissen, was zu einer guten praktischen Ausbildung gehört.

Wissen ist nicht Können. Vom Wissen zum Können zu gelangen, bedeutet für Pflegende, Pflegequalität zu entwickeln und Lebensqualität zu ermöglichen.

Die praktische Pflegeausbildung hat neben der theoretischen einen unverzichtbaren Part, erfährt aber leider wenig politische und öffentliche Wertschätzung und Unterstützung.

Je mehr Technik und Wissen wir entwickeln, desto mehr entfernen wir uns vom Eigentlichen, was der Mensch benötigt: Der Mensch braucht den Menschen und wirkliche Begegnungen.

Die berufliche Handlungskompetenz hat im Pflegeberuf eine enorm hohe Bedeutung.

Pflege praktisch zu erlernen, erfordert Lust auf Wissen, Können, Kompetenz, Performanz und Entwicklung von Haltung. Von Performanz spricht man dann, wenn Handlungskompetenz sichtbar wird. Können allein reicht nicht – das Können muss auch gezeigt werden. Können und Haltung müssen gezeigt werden, damit sie sichtbar und erfahrbar werden.

1 Die praktische Pflegeausbildung

Menschen möchten leben und Leben spüren.
Menschen spüren Leben, wenn sie praktische Pflege erfahren.

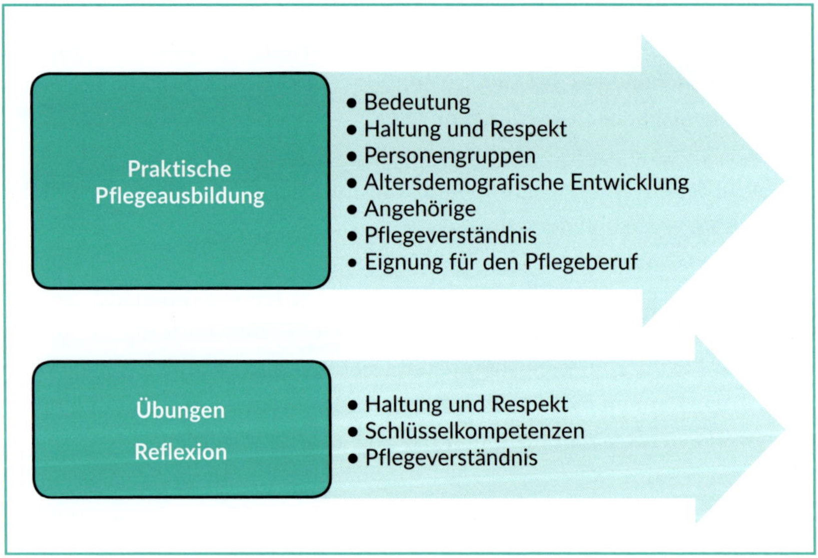

Abb. 1: Das Kapitel im Überblick.

Sie stehen dem Pflegeberuf mit Erwartungen und guten Absichten gegenüber. Sie sind willens, sich gut vorzubereiten. Sie wissen, dass die Begegnungen mit Menschen Ihr Leben beeinflussen werden, wie kaum etwas anderes. Begegnungen lassen uns wachsen, fordern uns heraus und hinterlassen Spuren. Wenn wir in Kontakt zu anderen Menschen gehen, kann das die unterschiedlichsten Wirkungen auf uns haben. Nicht alle davon sind angenehm. Umso wichtiger: Im Pflegeberuf können und sollten Sie professionelle Begegnungen mit Menschen erlernen.

1.1 Warum die praktische Pflegeausbildung so wichtig ist

Pflege bedeutet ethisch relevantes und reflexives Lernen und Handeln.

Die praktische Ausbildung steht im Mittelpunkt der Pflegeausbildung. In den Praxisfeldern der Pflege sammeln Sie nicht nur Erfahrungen, sondern dort werden Sie aktiv ausgebildet (so sollte es zumindest sein).

Die Praxisfelder sind wesentliche Lernorte der Pflegeausbildung. Darum verstehe ich das Lernen im Arbeitsprozess auch als Herzstück der Ausbildung.

Tipp

In der praktischen Pflegeausbildung lernen Sie bewusstes Handeln! Wissen, wissenschaftliche Grundlagen und eine Praxis des ganzheitlicheren Denkens, der Reflexion und der wirksamen Problemlösung befördern bewusstes Handeln. Mit durchdachtem und bewusstem Handeln entwickeln Sie Kompetenz – Handlungskompetenz!

Der Begriff des Lernens ist geprägt vom schulischen Erlernen, von kognitiven Fähigkeiten und der Aneignung von Wissen. Reflexives Lernen und Arbeiten hingegen kann als kontinuierlicher Lernprozess verstanden werden, um subjektives inneres Wissen aufzubauen.

Ein Appell an Sie als Auszubildende
Machen Sie sich klar: Pflegerisch praktisch handeln zu können erfordert Wahrnehmung, Analyse, Schlüsselkenntnisse, Zielsetzung und Aktionsplanung. Der reflexive Lernprozess bringt kreative Ideen hervor, die zum gezielten Handeln einladen, um Probleme zu lösen oder Ziele zu erreichen.

Die praktische Pflege von Menschen erfordert neben externer Evidence (dem Wissen aus Büchern und Studien) auch interne Evidence. Interne Evidence bezeichnet alles Wissen über uns selbst, das oft nur in der Begegnung zwischen jeweils einzigartigem Pflegebedürftigen und Pflegenden entsteht sowie geklärt werden kann.[1]

Ohne interne Evidence hilft externe Evidence bei pflegerischen Entscheidungen gar nichts. Denn der Aufbau interner Evidence ist der erste und wichtigste Schritt, weil Sie ohne interne Evidence gar nicht wissen können, was Sie eigentlich von den Erfahrungen anderer wissen wollen. Sie können also nicht die Erfahrungen anderer an die Stelle Ihrer eigenen Empfindungen setzen.[2]

---

1 Vgl. Behrens J, Langer G (2022): Evidence based Nursing and Caring. Methoden und Ethik der Pflegepraxis und Versorgungsforschung - Vertrauensbildende Entzauberung der »Wissenschaft«. Hogrefe, Göttingen

2 Vgl. ebd.

Info
Ob vor oder während Ihrer Pflegeausbildung: Sobald der erste direkte Kontakt zu einem Menschen entsteht, der gepflegt werden soll, brauchen Sie als Pflegekraft eine (auch praktische!) Qualifizierung.

Es darf nicht sein, dass Menschen zu pflegerischen Tätigkeiten beauftragt werden, die die Wirkungen und Ergebnisse nicht ein- und abschätzen können. Eine fachliche und fürsorgliche Pflegepraxis ist durch Zeitmangel und Ökonomisierung zunehmend gefährdet. Pflege ist aber aus humanistischer Sicht ein zutiefst wertvoller und bedeutsamer gesellschaftlicher Beitrag. Pflege fördert ein friedvolles Gemeinwohl und unterstützt Schwächere. Pflege erfordert umfassende Aufmerksamkeit und würdevolles Handeln. Es ist nicht ausreichend eine rein körperliche oder formal korrekte Pflege zu leisten. Pflege hat einen ganzheitlichen und reflexiven Anspruch in jedem Setting.

Tipp
Achten Sie auf Ihre pflegefachliche Qualifizierung. Pflege ohne Würde ist nicht nur wertlos, sondern gefährlich, weil gesundheitsgefährdend. Es gilt zwar, dass das wirksamste Medikament für den Menschen der andere Mensch ist, jedoch bedarf es einer verantwortungsvollen pflegefachlichen Qualifizierung und pflegeethischen Reflexion, wenn es um pflegefachliche Leistungen und menschliche Begegnungen geht.

Die praktische Pflegeausbildung und der Pflegeberuf wollen Gesundheit fördern oder wiederherstellen, Krankheit verhüten, Leiden lindern, Lebensqualität sichern und ethisches Handeln reflektieren.

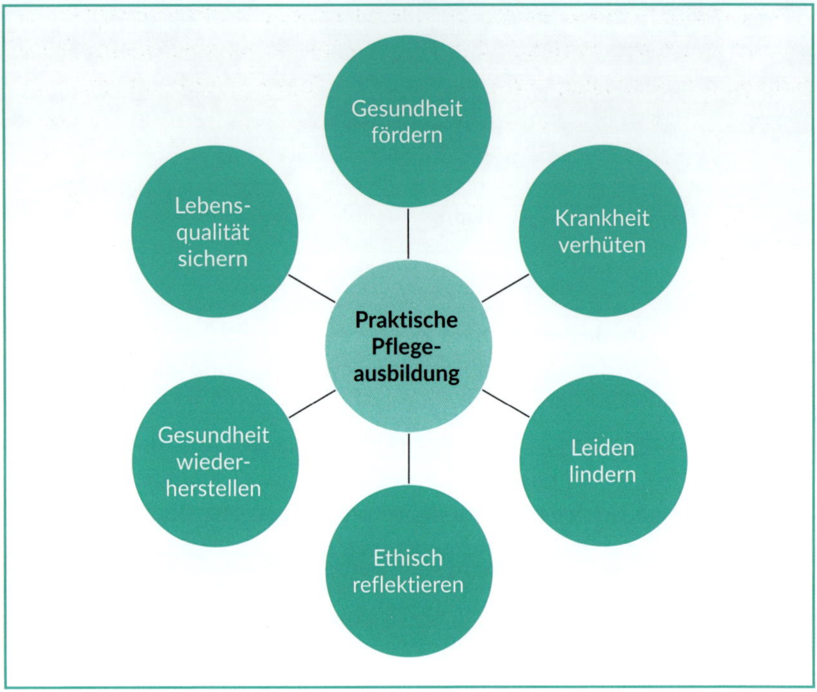

Abb. 2: Die Bedeutung der praktischen Pflegeausbildung

Die besten wissenschaftlichen Abhandlungen und theoretischen Konzepte nutzen dem Menschen mit Pflegebedarf nichts, wenn sie nicht praktisch umgesetzt werden und den Menschen zugutekommen.

»Vor dem ersten Praxiseinsatz hatte ich echt Bammel. Ich wusste nicht, was da wohl auf mich zukommt. Man hört von anderen, dass man Dinge tun soll, obwohl man sie nicht kann und noch nicht gelernt hat.« (Charlotte, Auszubildende, 1. Ausbildungsjahr)

»Im Krankenhaus ging es im ersten Einsatz direkt zur Sache. Groß Anleitung war nicht. Ich konnte eine Woche auf der Unfallchirurgie mit einer Krankenschwester mitlaufen, immerhin.« (Finn, Auszubildender, 2. Ausbildungsjahr)

»Ich hatte damals eine großartige Einarbeitung zu Beginn meines ersten Praxiseinsatzes. Ich konnte mich mit allen Fragen an meine Praxisanleiterin wenden. Wichtig ist, dass man fragt.« (Mahari, Auszubildende, 3. Ausbildungsjahr) 1

Tipp

Ihnen sollte vor dem ersten direkten und praktischen Kontakt zu pflegenden Menschen bewusst sein:

Pflegende Personen müssen nicht nur eine tiefgründige und umfangreiche Ausbildung, sondern auch grundlegendes medizinisches und sozialwissenschaftliches Verständnis mitbringen. Die Pflege ist sehr zeitaufwändig und eine äußerst verantwortungsvolle Aufgabe.

Pflegefachkräfte haben vier verbindliche Aufgaben:
1. Gesundheit zu fördern,
2. Krankheit zu verhüten,
3. Gesundheit wieder herzustellen und
4. Leiden zu lindern.

Hierzu bedarf es einer fundierten (auch praktischen) Ausbildung.

Lassen Sie sich nicht und nie (!) ohne grundlegende und gute praktische Ausbildung zu Pflegehandlungen überreden – auch nicht bei Personalmangel – auch nicht während der Berufsfindung.

Sie können das Ausmaß und die Wirkungen Ihres Handelns (noch) nicht abschätzen. Niemand kann Sie zu pflegerischen Handlungen verpflichten, die Sie selbst nicht verantworten können.

Seien Sie sich immer bewusst: Es geht nicht um wertloses Füllen von Formularen oder nur einen zu behandelnden Körper, sondern um empathisches soziales, achtungsvolles, mitmenschliches und pflegefachliches Handeln.

1.2 Haltung und Respekt in der praktischen Pflege

Wertschätzung und Respekt haben immer etwas mit Ihrer inneren Haltung zu tun.

Zwischen Pflegenden und Menschen, die pflegebedürftig sind, besteht ein Macht- und Wissensgefälle. Gewalt im pflegerischen und medizinischen Bereich kommt nicht so selten vor, wie wir gern glauben würden. In Kliniken und Heimen, sowie in der häuslichen Pflege wird vor allem ausreichend qualifiziertes und achtsam handelndes Personal benötigt, und zwar in ausreichender Zahl. Die Wirklichkeit sieht leider anders aus: Beleidigungen, Vernachlässigungen, körperliche Gewalt, Freiheitsentzug – Das sind leider keine Einzelfälle in der Pflege. Betroffen sind sowohl Pflegebedürftige als auch Pflegekräfte.

In der praktisch ausgeführten Pflege zeigen sich die Haltung, der Respekt und das Verständnis der Pflegenden. Von großer Bedeutung in der praktisch ausgeführten Pflege ist die Beziehung zwischen Pflegenden und zu Pflegenden. Die Frage ist, ob Pflegende in der Lage sind, individuell auf Menschen und Situationen eingehen zu können. Die Auseinandersetzung von unterschiedlichen moralischen Werten und Lebensstilen erfordert von Pflegenden ein hohes Reflexionsvermögen und Verantwortungsbewusstsein.

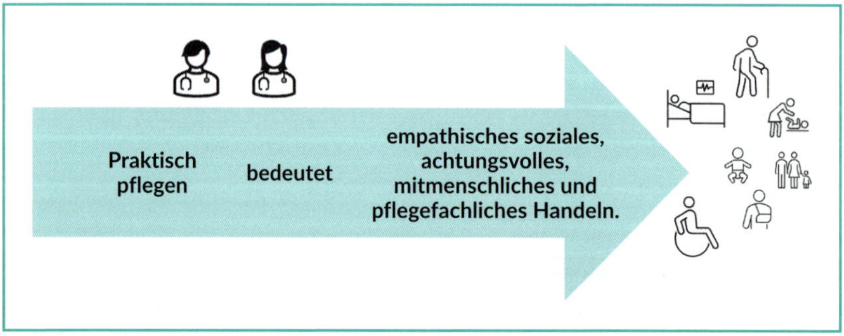

Abb. 3: Anforderungen an praktisch ausgeführte Pflege.

»Ich habe erfahren, was es bedeutet Menschen praktische Pflege und Unterstützung zu ermöglichen. Das ist für die Menschen elementar. Sie sind so dankbar. Viele können gar nicht glauben, dass man das gerne macht. Ich finde, die praktische Pflegearbeit wird neben der theoretischen Pflegeausbildung viel zu wenig beachtet.« (Mahari, Auszubildende, 3. Ausbildungsjahr)

Info

Für die praktische Pflege sind folgende Grundsätze unabdingbar:

- Die Würde des Menschen ist unantastbar.
- Ich wahre die Würde aller Menschen.
- Ich achte die Einzigartigkeit des Menschen.
- Ich achte das Leben und das Sterben.
- Alle Menschen sind gleichwertig und gleichberechtigt.
- Ich begegne dem Menschen mit Respekt und Achtsamkeit.

Sich mit Achtung und Würde zu begegnen, bedeutet, den Menschen so anzunehmen, wie er ist, mit seinen Schwächen und Stärken sowie mit seinen Bedürfnissen und Grenzen.

1.3 Diese Personengruppen werden Sie pflegen

Sie treffen in der praktischen Pflege immer auf den einzigartigen Menschen. Sie treffen auf Kinder, Jugendliche, Erwachsene und alte Menschen. Je nachdem, wo Pflege stattfindet, wird dem Menschen eine unterschiedliche Rolle zugeordnet.

Im praktischen pflegerischen Alltag treffen Sie auf Patient*innen, Bewohner*innen oder Gepflegte, Pflegekund*innen, Klient*innen oder Tagesgäste – je nachdem, in welchem Setting sich der Mensch aufhält. Die Sichtweise, dass Menschen, die einen Pflegebedarf haben, immer Patient*innen sind, gilt als überholt und rührt aus einer Zeit, zu der Pflege Krankenpflege war.

Der Begriff »Patient« leitet sich aus der medizinischen Pflege ab und begründet sich aus der Fokussierung auf Diagnosen. Entsprechend des altersdemografischen Wandels und der Diversität an Orten (Settings), an denen heute Pflege stattfindet, trifft die Fokussierung auf die Diagnose hauptsächlich im Krankenhaus zu.

Nahezu 80 Prozent aller Menschen, die Pflege professionell erfahren, leben heute in ihrer Häuslichkeit oder an Orten, an denen die Lebensweltorientierung und Pflegephänomene im Vordergrund von Pflegeprozessen stehen.

Die Begriffe »Pflegeempfänger« oder »Pflegebedürftiger« signalisieren Passivität, Abhängigkeit und die Demut des Empfangens. Sie verhindern das Denken in Akzeptanz und Gleichberechtigung auf Augenhöhe und das vereinbarte Arbeiten im geschlossenen Arbeitsbündnis. Im Pflegeberufegesetz wird die Umschreibung »zu pflegende Menschen« oder »zu Pflegende« genutzt.

»Im Pflegeheim sprechen wir immer von Bewohnerinnen und Bewohnern. Anders war es im Krankenhaus, dort sind es Patienten. Ich habe das mal aus Sicht einer Bewohnerin betrachtet. Bevor Sie zu uns ins Pflegeheim kam, war sie die Mutter, die von der Tochter gepflegt wurde, sie war Kundin des ambulanten Pflegedienstes, dann wurde sie Tagespflegegast, Patientin im Krankenhaus, dann Kurzzeitpflegegast und nun ist sie Bewohnerin.« (Mahari, Auszubildende, 3. Ausbildungsjahr)

1.4 Die altersdemografische Entwicklung

Bedingt durch die altersdemografischen Entwicklungen sind Sie häufig mit alten Menschen konfrontiert. Seit 2015 ist die Anzahl der pflegebedürftigen Menschen in Deutschland, auch infolge der Umsetzung des neuen Pflegebedürftigkeitsbegriffs, um mehr als 50 Prozent auf rund 5 Millionen Menschen gestiegen. Bereits heute fehlen in der Pflege in zunehmendem Umfang Fachkräfte. Zudem gehen zahlreiche Studien davon aus, dass die Pflege durch Familienangehörige, die bislang einen wesentlichen Beitrag zur pflegerischen Versorgung in der eigenen Häuslichkeit leisten, mittel- bis langfristig abnehmen wird. Mit diesen potenziellen Konfliktfeldern sind Sie im Pflegeberuf konfrontiert.

»Ich liebe es, mit alten Menschen zu arbeiten. Die Arbeit habe ich im FSJ kennengelernt. Alte Menschen verfügen über viel Wissen und sind weise. Alte Menschen sind meistens auch dankbar. Die Hilfebedürftigkeit der Menschen ist im Grunde der Anlass meines Handelns. Ich finde, meine Arbeit ist sehr sinnvoll.« (Mahari, Auszubildende, 3. Ausbildungsjahr)

Tipp

Bitte machen Sie sich klar, dass Sie in der Pflegeausbildung die Pflege von Menschen aller Altersstufen in akut und dauerhaft stationären sowie ambulanten Pflegesituationen kennenlernen und häufige Wechsel an praktischen Ausbildungsorten verkraften müssen.

Egal, ob Sie sich für die Akut- oder Langzeitpflege im Setting Krankenhaus, Pflegeheim oder der häuslichen Pflege entscheiden, Sie werden zunehmend auf ältere und alte Menschen mit Pflegebedarf stoßen.

1.5 Die Rolle der Angehörigen

Pflegende Angehörige in Deutschland arbeiten im größten Pflegedienst – der Familie. Vier von fünf Pflegebedürftigen werden zuhause versorgt.[3]

Einen Angehörigen zu pflegen, stellt eine besondere Herausforderung dar. Durch die Pflege können für die pflegenden Angehörigen soziale, finanzielle, körperliche sowie psychische Belastungen entstehen. Für professionell Pflegende ist die Zusammenarbeit mit pflegenden Angehörigen manchmal ungewohnt. Vielleicht empfinden sie diese Zusammenarbeit sogar eher als störend. Bei der Arbeit mit Kindern ist die Kommunikation mit Eltern unerlässlich. Im Bereich der Altenpflege ist die Kommunikation mit Angehörigen in der häuslichen Pflege ebenso von sehr hoher Bedeutung. Im stationären Bereich der Altenpflege und im Krankenhaus haben Pflegende eher seltener direkte Kontakte zu Angehörigen.
»Als meine Mutter pflegebedürftig wurde, habe ich gedacht, das schaffe ich nicht allein. Seitdem der ambulante Pflegedienst kommt, habe ich oft das Gefühl, dass ich nicht zu viele Fragen stellen soll. Das finde ich nicht richtig. Schließlich geht es um die Pflege meine Mutter.« (Frieda Klee, Angehörige, häusliche Pflegesituation)

Wichtig **Angehörige sind kein Störfaktor**

Die Zusammenarbeit und eine offene und vertrauensvolle Kommunikation mit Angehörigen müssen Pflegende lernen und aktiv praktizieren. Angehörige sollten nicht als Störfaktor beim pflegerischen Handeln wahrgenommen werden.

»Die Angehörigen müssten in der Pflege von Patienten und Bewohnern viel mehr einbezogen und von Pflegenden akzeptiert werden. Ich fühle mich häufig unerwünscht von den Pflegenden.« (Frieda Klee, Angehörige, häusliche Pflegesituation)

---

3 https://www.destatis.de/DE/Themen/Gesellschaft-Umwelt/Gesundheit/Pflege/_inhalt.html

1.6 Warum Ihr Pflegeverständnis so wichtig ist

Wenn Sie keine Idee davon haben, was schlechte Pflege bedeutet, haben Sie auch keine Vorstellung davon, was gute Pflege sein könnte.

Im Ausbildungsziel nach § 5 Pflegeberufegesetz (PflBG) werden wesentliche Aussagen zum Pflegeverständnis getroffen, die in der Pflegeberufe-Ausbildungs- und Prüfungsverordnung (PflAPrV) aufgenommen und in den Rahmenplänen weiter ausdifferenziert werden. Ziel der Ausbildung ist es u. a., »*ein professionell ethisch fundiertes Pflegeverständnis und ein berufliches Selbstverständnis*« zu entwickeln und zu stärken (§ 5 Abs. 4 PflBG).

Info

Pflegeverständnis

Der Pflegeberuf ist geprägt durch:

- demografische, medizinische, organisatorische und gesellschaftliche Faktoren,
- Innovationen in der medizinischen Forschung,
- eine gestiegene Lebenserwartung,
- neue und unterschiedliche Settings der Pflege,
- kürzere Verweilzeiten in Krankenhäusern,
- komplexe Pflegesituationen,
- multimorbide chronische Krankheitsbilder,
- interprofessionelle Pflegearbeit,
- zunehmende Komplexität in der Pflege und
- Anforderungen bei der Nachsorge und dem Abstimmungsbedarf im Pflegeprozess.

Gesellschaftliche Veränderungen führen zu neuen Anforderungen und einem Wandel des Pflegeverständnisses, welches zunehmend auf den Erhalt und Wiederherstellung der Eigenständigkeit der zu pflegenden Personen ausgerichtet ist. Damit verbunden ist ebenfalls die Koordination und Verantwortung des gesamten Pflegeprozesses unter Berücksichtigung multidisziplinärer und medizinisch-therapeutischer Arbeitsteilung. Zudem wächst der Abstimmungsbedarf mit anderen betreuenden und assistierenden Mitarbeiter*innen.

Neben medizinisch-pflegerischen Kompetenzen werden daher hohe Anforderungen an Sie gestellt: in Bezug auf Kommunikationsprozesse mit Pflegenden, Assistenzkräften, Lernenden, Ärzt*innen, Therapeut*innen und insbesondere mit Pflegebedürftigen und ihren Angehörigen. Insbesondere verändert die altersdemografische Entwicklung in Deutschland die Pflegean- und herausforderungen.

Fazit **Sie brauchen Toleranz und Akzeptanz**

Ihnen sollte bewusst sein, dass Sie insbesondere während der praktischen Pflegeausbildung präventive, kurative, rehabilitative, palliative und sozialpflegerische Tätigkeiten und Maßnahmen zur Erhaltung, Förderung, Wiedererlangung oder Verbesserung der physischen und psychischen Situation der zu pflegenden Menschen, ihre Beratung sowie ihre Begleitung in allen Lebensphasen und die Begleitung Sterbender kennenlernen.

Sie werden mit sehr konkreten und unterschiedlichen Lebenssituationen und sozialen, kulturellen und religiösen Hintergründen, mit unterschiedlichen sexuellen Orientierungen sowie der Lebensphase der zu pflegenden Menschen konfrontiert. Sie unterstützen die Selbstständigkeit der zu pflegenden Menschen und achten deren Recht auf Selbstbestimmung. Dies alles erfordert von Ihnen ein Höchstmaß an Toleranz und Akzeptanz – mehr als bei vielen anderen Berufen.

Sie werden also in allen Lebensphasen und -situationen tätig. Die Selbstständigkeit und die Selbstbestimmung der zu pflegenden Menschen stehen hierbei maßgeblich im Zentrum Ihres pflegerischen Handelns.

1.7 Diese Eignung sollten Sie mitbringen

Nur wenn Sie wissen, wofür Sie nicht geeignet sind, können Sie erfahren, wofür Sie geeignet sind.

Vor oder während der Ausbildung stellen Sie sich sicher manchmal die Frage: »Bin ich für die Pflegeausbildung oder für die Pflege geeignet?«

Das Pflegeberufegesetz stellt an Sie bildungssystematisch und inhaltlich hohe Anforderungen: Zielstrebigkeit, Führungsstärke, hohe Fachlichkeit, Empathie, soziales Einfühlungsvermögen, betriebswirtschaftliches Interesse, psychologische Grundfähigkeiten der Mitarbeiterführung, Kundenorientierung, hohe Belastbarkeit, Kritikfähigkeit und die Akzeptanz von Frauen in Führungspositionen.

Überprüfen Sie deshalb vor Beginn der Pflegeausbildung kritisch, ob Sie sich diesen Herausforderungen während der Ausbildung stellen möchten, damit Sie während der Ausbildung nicht überrascht sind. Stellen Sie sich aber auch während der Ausbildung die Frage, welche Schlüsselkompetenzen Sie weiterentwickeln möchten.

Tipp

Bei der Entscheidung für eine Berufsausbildung spielen der Ausbildungsort, Ausbildungsverantwortliche und die gewünschte Tätigkeit nach der Ausbildung die wesentliche Rolle. Wertschätzende Kommunikation und ein gutes Miteinander im Team sind die Basis für eine gute Pflegearbeit. Pflege findet 24 Stunden an 365 Tagen im Jahr statt. Bedenken Sie: Da die Betreuung kranker und hilfebedürftiger Menschen nicht nur am Tag stattfindet, gehört die Schichtarbeit ebenfalls zum Beruf der Pflege.

1.8 Schlüsselkompetenzen

Unter Schlüsselkompetenz versteht man persönliche und berufsbezogene Handlungskompetenzen. Das bedeutet: Ein Mensch beherrscht Können und führt Können aus. Schlüsselkompetenzen werden in vier Bereiche gruppiert:

1. Fachkompetenz
2. Methodenkompetenz
3. Sozialkompetenz
4. Persönliche Kompetenz

Die Schnittmenge dieser Kompetenzbereiche ist die individuelle Handlungskompetenz einer Person.

Zudem sollte Ihnen klar sein: Wo Menschen zusammenarbeiten oder leben, entstehen Spannungen, Missverständnisse und Streit – es kommt zu Ärger und Gegenangriffen oder Rückzug, es entstehen Konflikte.

Im Pflegeberuf sind Mitarbeitende extrem auf eine lückenlose, und respektvolle Kommunikation angewiesen. Nur, wenn sie im Team respektvoll kommunizieren, kann es auch gegenüber den zu Pflegenden gelingen. Bedenken Sie von daher Ihre Haltung und Ihre Einstellung zur sogenannten gewaltfreien Kommunikation. Wie schätzen Sie hierzu Ihre Schlüsselkompetenz ein?

1.9 Übung: Haltung und Respekt

Der Auszubildende Finn berichtet seiner Freundin: »*In der Pflege geht es oft stressig zu, eigentlich täglich. Was da oft auf der Strecke bleibt, ist eine vernünftige Kommunikation mit Mitarbeitern und Kollegen. Wir sollen Haltung und Respekt gegenüber den Patienten zeigen. Aber es beginnt doch schon bei den Gesprächen mit den Kollegen. Respektvolle Kommunikation ist das A und O, um Missverständnissen in Arbeitsabläufen, als auch im Zwischenmenschlichen, vorzubeugen. »Es gibt ja den Spruch: Du bist, wie Du sprichst.« Ich finde, da ist was dran. Durch die Kommunikation kann ich meine Haltung, meine Einstellung und respektvolles Handeln zeigen und verdeutlichen. Also muss ich es auch in der Kommunikation üben.«*

Suchen Sie für jede der folgenden Aussagen zwei Beispiele, die Sie praktizieren und diskutieren Sie Ihre Beispiele mit Freunden.

Für die praktische Pflege sind folgende Grundsätze unabdingbar:
- Die Würde des Menschen ist unantastbar.
- Ich wahre die Würde aller Menschen.
- Ich achte die Einzigartigkeit des Menschen.
- Ich achte das Leben und das Sterben.
- Alle Menschen sind gleichwertig und gleichberechtigt.
- Ich begegne dem Menschen mit Respekt und Achtsamkeit.

Verdeutlichen Sie sich, wie Sie Würde, Haltung und Respekt verbal praktizieren. Nennen und üben Sie Satzbausteine, die Ihnen im pflegerischen Alltag helfen, respektvoll kommunizieren zu können.

Tipp: Recherchieren Sie im Netz unter: Gewaltfreier Kommunikation. Die Gewaltfreie Kommunikation ist ein Kommunikations- und Konfliktlösungsprozess. Er unterstützt uns Menschen darin, mit sich selbst und anderen in eine wertschätzende und einfühlsame Verbindung zu gehen.

Überlegen Sie, über welche respektvollen Äußerungen und Gesten freuen Sie sich selbst?

1.10 Check: Ihre Schlüsselkompetenzen

Tab. 1: Wie steht es um Ihre Schlüsselkompetenzen?

Ich reflektiere:	Trifft gar nicht zu	Trifft teilweise zu	Trifft voll zu
1. Mir ist bewusst. Es gibt eine Vielzahl von Schlüsselkompetenzen. Hiermit möchte ich mich im Laufe meiner Ausbildung auseinandersetzen. Ich verfüge über Sozialkompetenz. Dazu gehören: • Einfühlungsvermögen • Führungskompetenz • Integrationsbereitschaft • Interkulturelle Kompetenz • Kommunikationsstärke • Kritikfähigkeit • Kundenorientierung • Motivationsfähigkeit • Netzwerken • Offenheit • Problemlösungskompetenz • Teamorientierung • Verhandlungsgeschick			
2. Ich verfüge über Persönlichkeitskompetenz. Dazu gehören: • Belastbarkeit • Engagement • Flexibilität • Lernbereitschaft • Mobilität • Selbstdisziplin • Selbstmotivation • Selbstorganisation • Selbstreflexion • Selbstvertrauen • Stressresistenz • Verantwortungsgefühl • Zuverlässigkeit			

Ich reflektiere:	Trifft gar nicht zu	Trifft teilweise zu	Trifft voll zu
3. Ich verfüge über fachliche Kompetenz. Dazu gehören: • Allgemeinwissen • Breites Grundlagenwissen • Fachspezifische theoretische Kenntnisse • Fächerübergreifendes Denken • Fremdsprachenkenntnisse • Muttersprachliche Kompetenz • Politische Kenntnisse • Psychologische Kenntnisse • Computer-Kenntnisse • Rechtskenntnisse • Spezielles Fachwissen • Wirtschaftskenntnisse • Wissenschaftliche Methoden			
4. Ich verfüge über Methodenkompetenz. Dazu gehören: • Analytisches Denken • Argumentationsfähigkeit • IT-Kenntnisse • Kritisches Denken • Lernmethoden • Lösungsorientierung • Medienkompetenz • Moderationstechniken • Präsentationstechniken • Projektmanagement • Organisationsfähigkeiten • Rhetorische Fähigkeiten • Transferfähigkeit			
5. Mir ist bewusst, dass ich während der Pflegeausbildung generelle Schlüsselkompetenzen weiterentwickeln soll.			

1.11 Check: Pflegeverständnis

Tab. 2: Wie steht es um Ihr Pflegeverständnis?

Ich reflektiere:	Trifft gar nicht zu	Trifft teilweise zu	Trifft voll zu
1. Ich bin bereit mich mit einem professionellen Pflegeverständnis auseinanderzusetzen.			
2. Ich kann zwischen externer und interner Evidence unterscheiden und mir ist bewusst, dass interne Evidence die persönliche Pflegebeziehung ausmacht.			
3. Ich möchte die Selbstständigkeit der zu pflegenden Menschen unterstützen und achte auf deren Recht auf Selbstbestimmung.			
4. Mir ist bewusst, dass ich aktiv, offen und unterstützend mit Angehörigen arbeiten muss.			
5. Mir ist bewusst, dass ich als examinierte Pflegefachkraft vorbehaltene Tätigkeiten ausführe.			
6. Ich betrachte Angehörige als wichtige Personen, denen ich auf Augenhöhe begegnen soll.			
7. Ich kann mich zunehmend auch in die Perspektive meiner zu pflegenden Personen versetzen.			
8. Ich möchte die Selbstständigkeit der zu pflegenden Menschen unterstützen und achte auf deren Recht auf Selbstbestimmung.			
9. Mir ist bewusst, dass ich aktiv, offen und unterstützend mit Angehörigen arbeiten muss.			

Ich reflektiere:	Trifft gar nicht zu	Trifft teilweise zu	Trifft voll zu
10. Mir ist bewusst, dass ich als examinierte Pflegefachkraft vorbehaltene Tätigkeiten ausführe.			
11. Ich betrachte Angehörige als wichtige Personen, denen ich auf Augenhöhe begegnen soll.			
12. Ich kann mich zunehmend auch in die Perspektive meiner zu pflegenden Personen versetzen.			
13. Ich verstehe, welchen unterschiedlichen Perspektiven und gesellschaftlichen Entwicklungen die praktische Pflegeausbildung unterliegt.			
14. Mir sind die hohen Anforderungen, die die praktische Pflegeausbildung an mich richtet, bewusst.			

2 Rechtliche Vorgaben

Das Pflegeberufegesetz beabsichtigt, die Pflegeausbildung attraktiver zu machen. Ob aber die Ausbildung für Sie attraktiv ist, entscheiden und steuern Sie selbst.

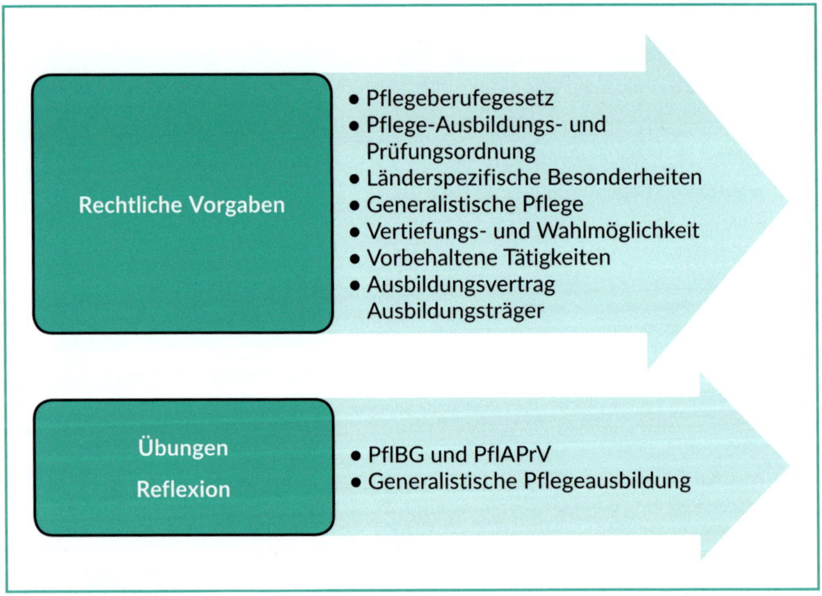

Abb. 4: Rechtliche Vorgaben zur Pflegeausbildung.

2.1 Das müssen Sie zum Pflegeberufegesetz wissen

Wesentliche Grundlagen für die Pflegeausbildung sind

1. das Pflegeberufegesetz vom 17. Juli 2017 (BGBl. I S. 2581) und
2. die Pflegeberufe-Ausbildungs- und Prüfungsverordnung vom 2. Oktober 2018 (BGBl. I S. 1572).

Das Pflegeberufegesetz (PflBG) legt die Voraussetzungen, Rechte und Pflichten, die im Zusammenhang mit der Ausbildung und mit der Berufsausübung stehen, fest.

Die Pflegeberufe-Ausbildungs- und Prüfungsverordnung (PflAPrV) regelt, wie die Ausbildung und die Prüfungen auf der Grundlage des PflBG umzusetzen sind.

Info

Das Pflegeberufegesetz und die Ausbildungs- und Prüfungsverordnung finden Sie aktuell unter »Bundesanzeiger Verlag«. Der Bundesanzeiger Verlag hat den Anspruch einer Evidenzzentrale: https://www.bundesanzeiger-verlag.de/

Das Pflegeberufegesetz finden Sie auch beim Bundesministerium der Justiz und für Verbraucherschutz: www.gesetze-im-internet.de.

Alle Auszubildenden, die die berufliche Ausbildung wahrnehmen, erhalten zwei Jahre lang eine gemeinsame, generalistisch ausgerichtete Ausbildung, in der sie einen Vertiefungsbereich in der praktischen Ausbildung, je nach Ausbildungsträger, wählen. Auszubildende, die im 3. Ausbildungsjahr die generalistische Ausbildung fortsetzen, erwerben den Berufsabschluss »Pflegefachfrau« bzw. »Pflegefachmann«.

Auszubildende, die ihren Schwerpunkt in der Pflege alter Menschen oder der Versorgung von Kindern und Jugendlichen sehen, können wählen, ob sie im 3. Ausbildungsjahr anstelle der generalistischen Ausbildung eine gesonderte Ausbildung in der Altenpflege oder Gesundheits- und Kinderkrankenpflege wahrnehmen. Damit verbunden ist ein gesonderter Abschluss der Pflegeausbildung als »Altenpfleger/in oder Gesundheits- und Kinderkrankenpfleger/in« (▶Abb. 5).

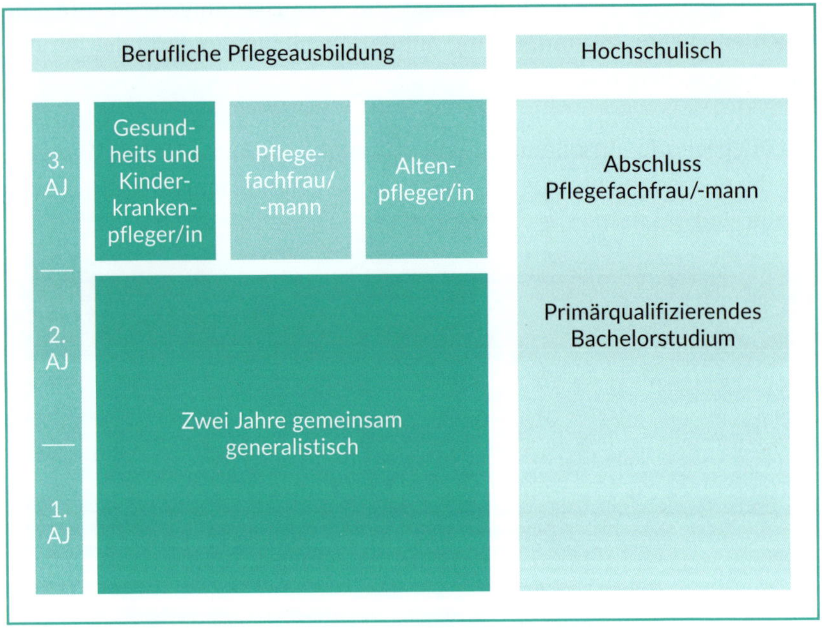

Abb. 5: Ausbildung und Berufsabschlüsse nach dem Pflegeberufegesetz.

Eine berufliche Ausbildung nach dem Pflegeberufegesetz dauert drei Jahre als Vollzeitausbildung und wird an Pflegeschulen theoretisch begleitet. Wird sie als Teilzeitausbildung durchgeführt, kann sie bis zu fünf Jahre dauern. Neben der beruflichen Pflegeausbildung sieht das PflBG auch eine hochschulische Pflegeausbildung vor.

2.2 Das müssen Sie zur Pflege-Ausbildungs-Prüfungsverordnung wissen

Die Ausbildungs- und Prüfungsverordnung für die Pflegeberufe (Pflegeberufe-Ausbildungs- und -Prüfungsverordnung – PflAPrV) ergänzt das Pflegeberufegesetz und setzt es im Detail um. Die Verordnung regelt beispielsweise Einzelheiten zur Ausbildungsstruktur, den Ausbildungsinhalten, den Prüfungen und der Anerkennung ausländischer Berufsabschlüsse.

Info

Die Ausbildungs- und Prüfungsverordnung für die Pflegeberufe (Pflegeberufe-Ausbildungs- und -Prüfungsverordnung – PflAPrV) finden Sie im Bundesministerium der Justiz und für Verbraucherschutz: www.gesetze-im-internet.de.
Hier können Sie das Originaldokument auch als pdf herunterladen.

Auf jeden Fall merken müssen Sie sich § 4 PflAPrV, der die Aufgaben der Praxisanleitung regelt:

Info

PflAPrV § 4 (1)

»Die Einrichtungen der praktischen Ausbildung stellen die Praxisanleitung sicher. Aufgabe der Praxisanleitung ist es, die Auszubildenden schrittweise an die Wahrnehmung der beruflichen Aufgaben als Pflegefachfrau oder Pflegefachmann heranzuführen, zum Führen des Ausbildungsnachweises nach § 3 Absatz 5 anzuhalten und die Verbindung mit der Pflegeschule zu halten. Die Praxisanleitung erfolgt im Umfang von mindestens 10 Prozent der während eines Einsatzes zu leistenden praktischen Ausbildungszeit, geplant und strukturiert auf der Grundlage des vereinbarten Ausbildungsplanes.«

Die Pflegeausbildung zur Pflegefachfrau bzw. zum Pflegefachmann soll laut Pflegeberufegesetz »die notwendigen Kompetenzen zur Pflege von Menschen aller Altersgruppen unter Rücksichtnahme des pflegewissenschaftlichen Fortschritts vermitteln und damit den flexiblen Einsatz aller Versorgungsbereiche zu ermöglichen.«

* https://www.gesetze-im-internet.de/pflaprv/__4.html

Die PflAPrV besteht aus vier Teilen. In ihr werden die berufliche Pflegeausbildung zur Pflegefachfrau oder zum Pflegefachmann, zur beruflichen Ausbildung zur Gesundheits- und Kinderkrankenpflegerin oder zum Gesundheits- und Kinderkrankenpfleger, zur beruflichen Ausbildung zur Altenpflegerin oder zum Altenpfleger, besondere Vorschriften zur beruflichen Pflegeausbildung nach Teil 5 des Pflegeberufegesetzes, die hochschulische Pflegeausbildung und sogenannte sonstige Vorschriften definiert.

2.3 Gibt es länderspezifische Besonderheiten?

Bei den Ausführungen zum PflBG und zur PflAPrV gibt es zum Teil große Unterschiede in Theorie und Praxis, je nach Bundesland.

Deshalb ist es wichtig, dass Sie die landesspezifischen Vorgaben für Ihre praktische Ausbildung kennen. Diese können sehr unterschiedliche Vorgaben für die Ausgestaltung der Pflegeausbildung sein. Recherchieren Sie dazu z. B. auf der Homepage Ihrer zuständigen Landesbehörde nach rahmengebenden Vorgaben.

Info

Eine Übersicht über Pflegeschulen der verschiedenen Bundesländer finden Sie unter: www.pflegeausbildung.net.

2.4 Die berufliche Pflegeausbildung in Theorie und Praxis

Der theoretische Teil der Ausbildung umfasst nach dem PflBG 2.100 Stunden. Für den praktischen Teil der Ausbildung ist ein Umfang von mindestens 2.500 Stunden festgelegt. Diese sind in verschiedenen Versorgungsbereichen zu absolvieren. Die Ausbildung verläuft im aufeinander abgestimmten Wechsel von theoretischem und praktischem Unterricht einerseits und praktischer Ausbildung andererseits.

Der theoretische Teil findet in Pflegeschulen statt. Diese sind in den einzelnen Bundesländern in unterschiedliche Strukturen eingebunden. So sind diese Schulen entweder öffentliche Schulen, die dem Schulrecht der Länder unterliegen, oder private Schulen, die z. B. von frei-gemeinnützigen Trägern betrieben werden.

2.5 Das sollten Sie zur generalistischen Pflege wissen

Die Generalistik birgt die Gefahr, dass Auszubildende der Pflege im übertragenen Sinne obdachlos werden.

Die Idee der praktischen Pflegeausbildung nach Pflegeberufegesetz ist es, wie auch bei der theoretischen Ausbildung, Pflegefachpersonen grundlegend (generalistisch) für Menschen mit Pflegebedarf aller Altersstufen und in allen Settings zu qualifizieren. Dies bedeutet für Sie, dass Sie generationenunabhängig alle zu pflegenden Menschen vom Kind bis zum Greis und möglichst viele unterschiedliche Settings der Pflege kennenlernen sollen. Durch die vielen Wechsel zwischen den Praxisorten entfernen Sie sich allerdings von Ihrem Ausbildungsträger. Dies kann Sie ein wenig »obdachlos« von Ihrer vertraglich verantwortlichen Pflegeeinrichtung machen, da Sie lange Zeit bei anderen Praxiseinsatzorten sind und evtl. keinen kontinuierlichen Kontakt zu Ihren eigentlichen Ausbilder*innen Ihres Ausbildungsträgers haben.

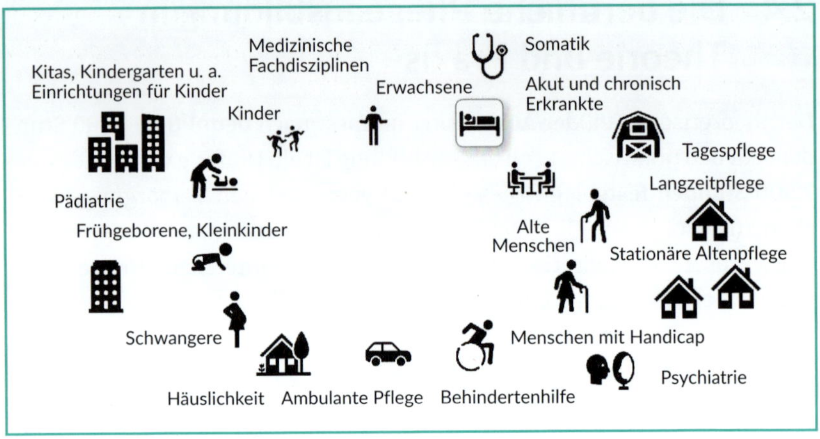

Abb. 6: Zu Pflegende und ihre Einsatzorte während der Ausbildung.

»Die vielen Einsatzorte, vor allem im zweiten Ausbildungsjahr waren echt herausfordernd. Ich habe meine Praxisanleitung bei meinem Ausbildungsträger ein paar Mal angerufen, weil ich manchmal nicht wusste, wie ich mich verhalten sollte.« (Mahari, Auszubildende, 3. Ausbildungsjahr)

Die Ausbildung orientiert sich an Berufssituationen und Handlungskompetenzen, nicht an theoretischen Inhalten in einer Fächerorientierung. Die Auszubildenden sollen ihren Horizont und ihren Erfahrungsraum erweitern, indem sie mehr und unterschiedliche Praxisfelder und Menschen mit Pflegebedarf kennenlernen.

Entsprechend der generalistischen Pflege übernehmen Pflegefachfrauen und -männer Verantwortung für die selbstständige Erhebung, Organisation, Gestaltung, Steuerung und Evaluation des Pflegeprozesses. Sie arbeiten in intra- und interprofessionellen Teams unterschiedlicher Qualifikationsniveaus zusammen und bringen in interprofessionellen Teams die pflegerische Sichtweise ein, um gemeinsam die Autonomie und Lebensqualität des zu pflegenden Menschen zu fördern. Durch eine kontinuierliche Fort- und Weiterbildung erschließen sie sich neues Wissen, erweitern ihr pflegerisches Können und wirken aktiv am Professionalisierungsprozess mit. Zugleich übernehmen sie Verantwortung für die eigene Gesundheit, indem sie Belastungen erkennen, vorbeugen und Unterstützungsangebote für ihre Selbstpflege wahrnehmen und annehmen.

Tipp

Machen Sie sich Gedanken zu Ihrer Zukunft: Mit der Pflegeausbildung erlangen Sie einen Beruf, der Sie durch das Leben tragen kann. Die Auswahl an Arbeitsorten und -stellen, sowie Beschäftigungsmöglichkeiten ist groß. Pflege wird sehr oft als sinnvolle und Sinn stiftende Arbeit bezeichnet.

Sie können zwischen einer Vielzahl von Fort- und Weiterbildungen wählen, Studiengänge aufsatteln und die erworbenen Kompetenzen für Ihr Leben und in den Ländern dieser Welt nutzen.

Gleichzeitig ist die Belastung während der generalistischen Pflegeausbildung hoch – in Theorie und in Praxis. Sie durchlaufen während der praktischen Pflegeausbildung viele Einsatzorte. Bereiten Sie sich hierauf gedanklich vor.

2.6 Vertiefungs- und Wahlmöglichkeiten

Die Pflegeausbildung bietet verschiedene Vertiefungs- und Wahlmöglichkeiten. Wenn Sie sich für einen Vertiefungseinsatz im Bereich der Pflege alter Menschen oder der Pflege von Kindern entscheiden, haben Sie vor dem letzten Ausbildungsjahr die Wahl: Entweder Sie führen die generalistische Ausbildung, die Sie zur Pflege von Menschen aller Altersstufen befähigt, fort und erhalten den Berufsabschluss »Pflegefachfrau/-fachmann« oder Sie entscheiden sich für eine Neuausrichtung. Dann sind die theoretische und praktische Ausbildung im letzten Ausbildungsjahr auf Gesundheits- und Kinderkrankenpflege oder auf Altenpflege ausgerichtet. Ihr Berufsabschluss lautet dann entsprechend »Gesundheits- und Kinderkrankenpflegerin/Gesundheits- und Kinderkrankenpfleger« oder »Altenpflegerin/Altenpfleger«.

2.7 Die vorbehaltenen Tätigkeiten der Pflege

Erstmals wurden mit dem Pflegeberufegesetz pflegerische Aufgaben definiert, die ausschließlich von ausgebildeten Pflegefachpersonen durchgeführt werden dürfen. Diese werden als »vorbehaltene Tätigkeiten« bezeichnet. In der Praxis bedeutet dies, dass die Wahrnehmung dieser Aufgaben auf keine andere Berufsgruppe übertragen werden darf. Durch die Ausbildung werden Sie dazu befähigt, diese Aufgaben eigenständig zu erfüllen.

Definition **Vorbehaltene Tätigkeiten**

Zu den vorbehaltenen Tätigkeiten zählen die Erhebung und Feststellung des individuellen Pflegebedarfs der zu pflegenden Menschen, die Organisation, Gestaltung und Steuerung des Pflegeprozesses sowie die Analyse, Evaluation, Sicherung und Entwicklung der Qualität der Pflege. Es handelt sich hierbei um pflegerische Aufgaben, die für die Pflegequalität und den Patientenschutz von besonderer Bedeutung sind.

Die Definition von vorbehaltenen Tätigkeiten stellt die charakteristischen Kernaufgaben von professionell Pflegenden heraus und bedeutet insgesamt eine Aufwertung des Pflegeberufs. Bereits ausgebildete Pflegefachpersonen übernehmen, nicht erst seit dem Pflegeberufegesetz, fachlich anspruchsvolle und vorbehaltene pflegerische Aufgaben, die nur von ihnen zu erfüllen sind, aber auf die Zukunft gesehen werden die vorbehaltenen Aufgaben an die Qualifizierung gekoppelt sein.

Rechtlicher Hinweis
In § 4 PflBG werden vorbehaltene Tätigkeiten der beruflich sowie hochschulisch ausgebildeten Pflegefachfrauen und -männer benannt:

- Erhebung und Feststellung des individuellen Pflegebedarfs und Planung der Pflege
- Organisation, Gestaltung und Steuerung des Pflegeprozesses
- Analyse, Evaluation, Sicherung und Entwicklung der Qualität der Pflege

2.8 Darauf müssen Sie beim Ausbildungsvertrag achten

Der Ausbildungsträger schließt für die berufliche Pflegeausbildung mit Ihnen einen Ausbildungsvertrag ab. Hier ist auch die Höhe Ihrer Ausbildungsvergütung festzuhalten, die angemessen sein muss. Verfügt der Ausbildungsträger über keine eigene Pflegeschule, so muss er von der kooperierenden Pflegeschule die Zustimmung zum Ausbildungsvertrag einholen. Ihm ist es jedoch auch möglich, den Abschluss von Ausbildungsverträgen der kooperierenden Pflegeschule zu übertragen.

Der Ausbildungsvertrag enthält die durch die Ausbildung zu erwerbende Berufsbezeichnung, den gewählten Vertiefungseinsatz und ggf. die Wahlmöglichkeit für den spezialisierten Berufsabschluss Altenpflege oder Gesundheits- und Kinderkrankenpflege. Der Vertiefungseinsatz findet im letzten Drittel der Ausbildung statt und gibt die gewählte Spezialisierung der oder des Auszubildenden wieder.

Info
Auch die inhaltliche und zeitliche Gliederung der praktischen Ausbildung in Form eines Ausbildungsplans ist fester Bestandteil des Ausbildungsvertrages.

Weiterhin werden u. a. die Dauer der Ausbildung und des Urlaubs, die täglichen oder wöchentlichen Ausbildungszeiten aufgeführt. Enthalten sein müssen auch Erklärungen zur Probezeit sowie die Rechte und Pflichten der Vertragspartner.

Der Ausbildungsvertrag wird von der Ausbildungseinrichtung und Ihnen vor Beginn der Ausbildung unterschrieben. Sind Sie jünger als 18 Jahre, ist zum Vertragsabschluss die Zustimmung Ihrer gesetzlichen Vertretung erforderlich. Gesetzliche Vertreter sind im Normalfall beide Elternteile. Nach Unterzeichnung erhalten beide Parteien eine Ausfertigung des Vertrages.

Tipp
Beachten Sie Ihren Berufsabschluss, der im Ausbildungsvertrag vorgesehen ist:
Das Pflegeberufegesetz ermöglicht nach Wahlmöglichkeit im dritten Ausbildungsjahr verschiedene Ausbildungsabschlüsse:

- Pflegefachfrau, Pflegefachmann
- Altenpfleger, Altenpflegerin
- Gesundheits- und Kinderkrankenpfleger/in

Es werden zudem an Pflegeschulen für Auszubildende, die sich für den generalistischen Ausbildungsweg entscheiden, folgende Ausbildungsabschlüsse angeboten:

- Pflegefachfrau/-fachmann mit dem Vertiefungsschwerpunkt »stationäre Akutversorgung«
- Pflegefachfrau/-fachmann mit dem Vertiefungsschwerpunkt »ambulante oder stationäre Langzeitpflege«
- Pflegefachfrau/-fachmann mit dem Vertiefungsschwerpunkt »pädiatrische Versorgung«

2.9 Diese Ausbildungsträger stehen Ihnen zur Verfügung

Als Träger der praktischen Ausbildung (Ausbildungsträger), siehe § 8 PflBG, kommen die nach dem entsprechenden Sozialgesetzbuch zugelassenen Krankenhäuser, stationären Pflegeeinrichtungen und ambulanten Dienste in Betracht.

Die Verantwortung für die Durchführung der praktischen Pflegeausbildung obliegt dem Träger der praktischen Ausbildung, der nach § 8 PflBG zur Vorlage eines Ausbildungsplans verpflichtet ist. Dies umfasst die Verantwortung für die Koordination der Praxiseinsätze. Die erforderlichen Praxiseinsätze bei anderen Trägern müssen über Kooperationsverträge sichergestellt werden. Die Organisationsverantwortung kann auf die Schule übertragen werden, wenn diese den gleichen Träger hat oder eine entsprechende Vereinbarung geschlossen wird.

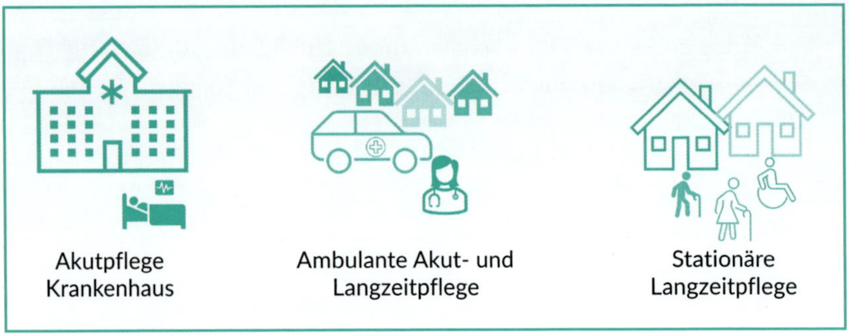

Abb. 7: Potenzielle Ausbildungsträger.

»Man sollte sich schon gut überlegen, zu welchem Ausbildungsträger man geht. Schließlich prägt die Arbeit das Denken und das Handeln. Man arbeitet schließlich unter einem bestimmten Leitbild, mit einer bestimmten Personengruppe und in einem bestimmten Team.« (Mahari, Auszubildende, 3. Ausbildungsjahr)

Tipp

Sie sollten wissen, dass der Pflegefachkräftemangel groß, und der Kampf um gute und motivierte Auszubildende in der Pflegebranche sehr ausgeprägt ist. Von daher können Sie wählen, bei welchen Ausbildungsträgern Sie sich um einen Ausbildungsplatz bewerben. Überlegen Sie, welcher Ausbildungsbetrieb und welcher pflegerische Schwerpunkt zu Ihnen passt.

Fragen Sie bei der Bewerbung, mit welchen Kooperationspartnern der Ausbildungsbetrieb zusammenarbeitet, damit Sie wissen, an welchen Orten Ihre praktische Pflegeausbildung stattfindet.

Aus der Wahl des Ausbildungsträgers ergeben sich für Sie der Vertiefungseinsatz in der praktischen Ausbildung, sowie die Möglichkeit einer eventuellen Spezialisierung.

Tipp
Warten Sie nicht darauf, ob das Pflegeunternehmen, für das Sie sich interessieren, eine Ausschreibung oder einen Aufruf für einen Ausbildungsplatz startet. Sie können sich auch initiativ bewerben. Es gibt Pflegeeinrichtungen, die (noch) nicht ausbilden, aber (mit Ihnen) damit beginnen würden.

Sie sollten wissen: Bedingt durch die Umstellung der Pflegeausbildung nach dem Pflegeberufegesetz seit 2020 haben viele Ausbildungsträger die Ausbildungsstrukturen noch nicht vollumfänglich umgesetzt.

Sie sollten wissen: Das Pflegeberufegesetz erfordert von den Ausbildungsverantwortlichen und auch von Ihnen ein enorm hohes Maß an Kooperation und Setting übergreifendem Pflegeverständnis.

Die Suche nach Kooperationspartnern und verlässlichen dauerhaften Kooperationsbeziehungen ist schwierig, insbesondere für die Anbieter am Lernort Praxis, die nicht an einem Krankenhaus verortet sind.

2.10 Übung: PflBG und PflAPrV

1. Recherchieren Sie im Internet:
Das Pflegeberufegesetz und die Ausbildungs- und Prüfungsverordnung finden Sie im Internet unter »Bundesanzeiger Verlag«. Der Bundesanzeiger Verlag hat den Anspruch einer Evidenzzentrale: https://www.bundesanzeiger-verlag.de/.

Das Pflegeberufegesetz finden Sie auch beim Bundesministerium der Justiz und für Verbraucherschutz: www.gesetze-im-internet.de.

Verschaffen Sie sich einen Überblick über die Struktur und die Paragrafen. Entwickeln Sie ein Gespür dafür, welche Paragrafen für Sie besonders wichtig sind.

Lesen Sie die einzelnen Paragrafen im Pflegeberufegesetz, die sich mit dem Ausbildungsziel, den vorbehaltenen Tätigkeiten und mit der Praxisanleitung (§18) und weiteren ausbildungsrelevanten Grundlagen befasst (Teile 1 und 2 PflBG).

2. Suchen Sie die Pflegeberufe-Ausbildungs- und -Prüfungsverordnung als verlässliche Quelle im Internet. Sie bilden die Basis für Ihre Tätigkeit.

Nutzen Sie immer die aktualisierten Texte der Bundesgesetzblätter, damit sie immer auf dem neuesten Stand informiert sind und nutzen Sie hierzu als Primärquelle den Bundesanzeiger Verlag.

3. Recherchieren Sie regelmäßig auf der Homepage Ihrer zuständigen Landesbehörde nach rahmengebenden Vorgaben zur Pflegeberufeausbildung.

Hier werden auch Ausführungen und Vorgaben zu Ihrer praktischen Pflegeausbildung gemacht.

2.11 Check: Praktische Pflegeausbildung

Tab. 3: Wie steht es um Ihre praktische Pflegeausbildung?

Ich reflektiere:	Trifft gar nicht zu	Trifft teilweise zu	Trifft voll zu
1. Ich kenne die spezifischen Vorgaben und Ausführungen meines Bundeslandes zur Pflegeausbildung.			
2. Ich habe ein Gefühl dafür entwickelt, welche Herausforderungen die generalistische Pflegeausbildung an mich richtet.			
3. Ich habe einen Eindruck davon, welche Bedeutung die praktische Pflegeausbildung hat.			
4. Ich bin mir bewusst welche Bedeutung Haltung und Respekt innerhalb der praktischen Pflegeausbildung und bei allen Praxiseinsätzen haben.			
5. Ich übernehme keine Pflegetätigkeiten, die ich nicht erlernt habe und die ich nicht verantworten kann.			

3 Charakteristika der Praxiseinsatzorte

Für welchen Ausbildungsträger wollen Sie sich entscheiden?
Kennen Sie die unterschiedlichen Charakteristika der Pflegeeinrichtungen?

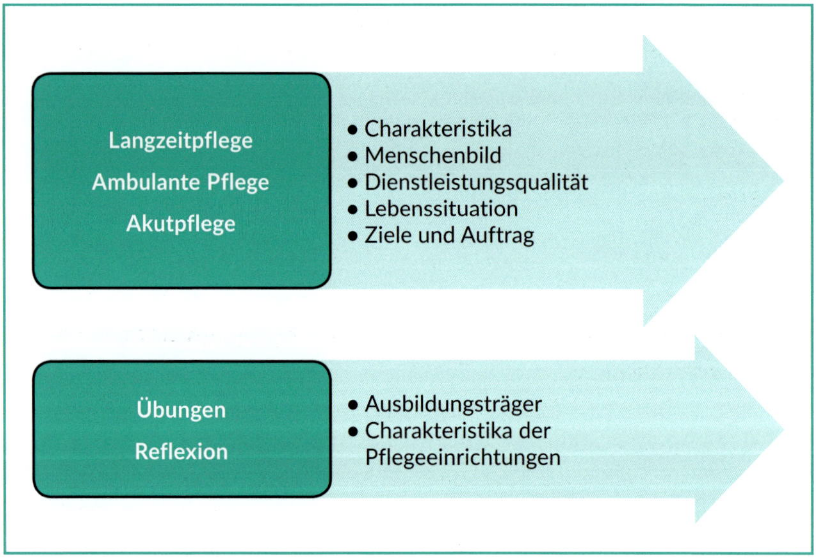

Abb. 8: Das Kapitel im Überblick.

In der praktischen Ausbildung variieren die pflegepraktischen Schwerpunkte, je nachdem mit wem Sie einen Ausbildungsvertrag abgeschlossen haben und wo Ihre praktischen Einsätze stattfinden.

Zwischen Ausbildungsträger und ausbildenden Einrichtungen gibt es einen Unterschied: Der Ausbildungsträger ist die Pflegeeinrichtung, die mit Ihnen den Ausbildungsvertrag abgeschlossen hat. Bei den ausbildenden Einrichtungen absolvieren Sie Ihre Praxiseinsätze, die nicht bei Ihrem Ausbildungsbetrieb stattfinden.

3.1 Langzeitpflege (Altenhilfe)

Langzeitpflege bedeutet Leben in neuen und enger werdenden Rahmenbedingungen und nachlassender Selbstständigkeit, bei hoffentlich hoher Selbstbestimmung.

Ihnen vertraut ist wahrscheinlich der Begriff Altenpflege oder Altenhilfe, zumindest besser vertraut als der Begriff Langzeitpflege. Mit dem Pflegeberufegesetz ist der Begriff der Altenpflege ein wenig in den Hintergrund geraten. Die Altenhilfe und Altenpflege wurde seit den 1960er Jahren in Deutschland ein großes Arbeitsfeld.

3.1.1 Charakteristika der Langzeitpflege

Die Auswahl eines Pflegeheims ist eine Entscheidung für das zukünftige Leben und die Lebensqualität.

Die Langzeitpflege befasst sich als Ausbildungsbetrieb und professionelles Berufsfeld mit der länger anhaltenden bzw. dauerhaften Pflege und Betreuung von Personen mit einem erhöhten Grad an Pflegebedürftigkeit. Die Pflege kann ambulant oder in einer stationären bzw. teilstationären Einrichtung – üblicherweise in Alters- und Pflegeheimen erfolgen.

Pflege ist Dienstleistung am Menschen. Altenpflege ist auch Lebensbegleitung älterer und alter Menschen.

Anbieter der Langzeitpflege sind frei-gemeinnützige, private oder kommunale Träger. Sie unterscheiden sich in den Versorgungsformen als ambulante Pflegedienste, Tages-/Nachtpflegeeinrichtungen, ambulant betreute Pflegewohngruppen, Kurzzeitpflegeeinrichtungen, stationäre Pflegeheime, etc.

3.1.2 Eingliederungshilfe

Menschen mit Behinderung benötigen und erhalten häufig auch Leistungen der Pflegeversicherung und der Hilfe zur Pflege. Welche Leistung jeweils genau greift, hängt von individuellen Bedingungen wie Wohnform und Alter der leistungsberechtigten Person ab.

In den Einrichtungen und Diensten der Behindertenhilfe spielt das Thema Pflege alter Menschen mit Behinderung sowohl quantitativ als auch qualitativ eine zunehmend größere Rolle, sodass auch Einrichtungen der Eingliederungshilfe ggf. Träger eine Pflegeausbildung sein können. Viele der alt gewordenen Menschen mit geistiger Behinderung sind inzwischen pflegebedürftig geworden und benötigen mehr als pädagogische und soziale Betreuung. Neben den Besonderheiten einer Behinderung im Alter sind Demenzerkrankungen von erheblicher Bedeutung.

Tipp
Ihnen sollte bewusst sein: Pflegebedürftigkeit allein ist keine Lebenslage an sich, sondern ein Merkmal, das neben anderen Merkmalen die Lebenssituation und -bedingungen eines Menschen kennzeichnet. Die Erhaltung von Autonomie, Eigenverantwortung und Selbstbestimmung auch in prekären – durch Hilfe- und Pflegebedürftigkeit gekennzeichneten – Lebenssituationen muss handlungsleitend für die Unterstützung, Betreuung und Pflege älterer Menschen sein.

3.1.3 Grundverständnis und Menschenbild

»Die Pflege im Altenheim ist geprägt durch Wohnqualität und soziale Teilhabe. Es ist wichtig, Feste zu feiern. Wir arbeiten mit Angehörigen und vielen anderen Berufsgruppen zusammen. Wir sind für viele Menschen der Ort, an den der letzte Umzug stattgefunden hat.« (Kerstin Langemann, Praxisanleitende in der Langzeitpflege)

Ältere Menschen weisen eine hohe interindividuelle Variabilität bezüglich ihrer Probleme, Ressourcen und Bewältigungsstile auf. Es ist anzunehmen, dass dies zukünftig noch weiter zunehmen wird, da sich v. a. ökonomische und soziale Lebensbedingungen weiter ausdifferenzieren und verschärfen werden.

Professionelle Pflege muss als begründetes und qualitätsgesichertes Handeln in der Pflege vom pflegebedürftigen Menschen her gedacht werden. Der Respekt vor der Autonomie des zu pflegenden Menschen bedingt es, dass sich jegliche professionelle Tätigkeit vor dem Hintergrund dieser Autonomie auf ihre Angemessenheit hin befragen und auf ihre Qualität hin überprüfen lassen muss. Die Angemessenheit pflegerischen Handelns bemisst sich an den Wünschen und Bedürfnissen des auf diese Unterstützung angewiesenen Menschen.

Info

Die Eigenverantwortung und Selbstbestimmung älterer Menschen ist immer dann akut gefährdet, wenn Standardangebote und Standardantworten nicht in der Lage sind, die jeweils individuelle Situation der Betroffenen aufzunehmen und abzubilden.

3.1.4 Lebenssituation und Wohnqualität

»Während meiner Pflegeausbildung in der Altenpflege lerne ich die Bedürfnisse alter Menschen nach Lebensqualität und privatem Wohnen kennen. Viele Menschen trauen sich nicht, ihre Wünsche zu äußern. Darin muss man sie unterstützen.« (Mahari, Auszubildende, 3. Ausbildungsjahr)

Die Langzeitpflege bzw. die Altenpflege sorgt für Lebensqualität in der Pflege und Betreuung von Menschen mit einer körperlichen, psychischen oder geistigen Beeinträchtigung, von betagten Menschen mit Mehrfacherkrankungen, von schwerkranken oder von sterbenden Menschen in ihrer letzten Lebensphase. Ziel der Langzeitpflege ist die Erhaltung einer guten Lebensqualität und ein größtmögliches Maß an Selbständigkeit.

Die lebenslange Sicherung der Selbstbestimmung und der kulturellen und sozialen Teilhabe, sowie der Verbleib in der eigenen Häuslichkeit bis zum Lebensende zählen unbestreitbar zu den Leitbildern, die den individuellen Bedürfnissen und Wünschen der überwiegenden Mehrheit der Bevölkerung sehr nahekommen. Sie haben den fachlichen und wissenschaftlichen Diskurs sowie die Gesetzgebung der zurückliegenden Jahrzehnte nachhaltig geprägt. Leider schränken Rechtsvorschriften und unangemessene Prüfungen das Recht auf Häuslichkeit in der stationären Pflege häufig ein. Das beste Beispiel hierfür zeigte sich während der Corona-Pandemie.

3.1.5 Dienstleistungsqualität und Interdisziplinarität

Pflege ist Dienstleistung am Menschen. Altenpflege ist auch Lebensbegleitung älterer und alter Menschen.

In der Alten- und Langzeitpflege sollen immer verschiedene Professionen aus den Bereichen Sozialarbeit, Pflege, Gerontologie, Medizin, Stadtentwicklung, Raumplanung, Politik und Bildung in die Arbeit miteinbezogen werden. Für das autonome und unabhängige Alter wird sich die Ausrichtung von Angeboten verstärkt auf den Erhalt von Selbstständigkeit, Partizipation, auf die Vorbereitung auf und den Übergang in die Nacherwerbsphase sowie die sozialräumliche Quartiergestaltung konzentrieren. Die Förderung von neuen Lebensformen, Netzwerken und Netzwerkstrukturen wird hierbei im Gemeinwesen eine wesentlich größere Rolle spielen müssen als bisher. Im Hinblick auf das eher abhängige und hilfebedürftige Alter stehen vor allem die Bereiche Pflege, geriatrische Medizin und die Unterstützung in der Bewältigung mehrfach belasteter Lebenslagen im Vordergrund. Um den unterschiedlichen Bedarfslagen und Kompetenzen zur Selbsthilfe insbesondere bei ökonomisch und bildungsbezogen benachteiligten Gruppen sowie bei älteren Menschen mit brüchigen sozialen Netzwerken entsprechen zu können, werden in Zukunft speziellere und erweiterte Angebote benötigt.

Wichtig **Herausforderungen in der Altenpflege**

Herausforderungen in der Altenpflege können folgende Verhaltensweisen von Bewohner*innen sein: Hin- und Weglaufen, nicht essen und trinken wollen, Tag-/Nachtumkehr, Depression und Suizidalität, Eigensinn und Unvernunft, palliative Situationen, permanentes Rufen und Schreien, Wasch- und Pflegeverweigerung oder falsche Beschuldigungen. Nicht zu vergessen Angehörige, die es besser wissen wollen.

Pflegende und Auszubildende müssen sich diesen Herausforderungen in der Altenpflege stellen. Sie müssen Handlungsweisen erlernen, um diesen Verhaltensweisen adäquat begegnen zu können. Sie müssen sich auch manchmal die Frage stellen: »Lohnt der Konflikt oder sind vielmehr konfliktvermeidende Strategien notwendig?« Gefragt sind professionelle Verhaltensweisen wie Geduld, Toleranz, Humor, Ethikberatung, interdisziplinärer Austausch. Gehen Sie nie davon aus, Sie wüssten stets, was das Beste für einen Menschen ist und behalten Sie stets die Grenzen im Auge.

3.1.6 Ziele und Auftrag der Langzeitpflege

Während Ihrer Ausbildung lernen Sie, Bedürfnisse und Bedarfe von Menschen mit altersbedingten und lebenslimitierenden Erkrankungen zu identifizieren. Das geschieht stets unter Berücksichtigung ihres Alters, ihres Geschlechts sowie unterschiedlicher Rahmenbedingungen (rechtlich, gesellschaftlich, kulturell, religiös) und ethischer Prinzipien, um deren adäquate pflegerische Versorgung im letzten Lebensabschnitt und am Lebensende zu planen und kritisch zu reflektieren.

Das Thema »Teilhabe und Pflege alter Menschen« wird in Deutschland seit 1994 weitestgehend von der Pflegeversicherung beeinflusst.

Leitprinzipien allen professionellen Handelns in Pflege und Betreuung sind die Ermöglichung von und die Verpflichtung zur Eigenverantwortlichkeit und Fortführung eines selbstbestimmten Lebens im Alter. Die Steuerungsfunktion zur Wahrnehmung der eigenen Interessen und Bedürfnisse geht von den Betroffenen aus. Erst wenn sie hierzu nicht mehr in der Lage sind, wird professionelle Unterstützung angeboten.

Info

Weg mit der Definitionsmacht

Professionelles Handeln in Pflege, Betreuung und Versorgung orientiert sich an den Ressourcen und erworbenen Bewältigungsstilen älterer Menschen. Eine Orientierung an den Lebenslagen älterer Menschen setzt die Abgabe von Definitionsmacht der Pflege voraus, zu entscheiden, welche Hilfen ein älterer Mensch benötigt.

Dies erfordert ein neues Selbstverständnis der an den Hilfen beteiligen Berufe sowie erweiterte Kompetenzen für die Bedürfnisfeststellung, Bedarfserhebung, Wahrnehmung, Kommunikation und Selbstreflexion.

»Wenn ich mit alten Menschen arbeite, möchte ich deren Lebensleistung anerkennen. Man muss es praktisch erlenen nicht nur auf altersentsprechende Defizite zu schauen, sondern auf den ganzen vollwertigen Menschen.« (Mahari, Auszubildende, 3. Ausbildungsjahr)

Überlegen Sie,

- ob Ihnen die Ziele der Langzeit- und Altenpflege als Ausbildungsträger zusagen,
- ob Sie sich der Lebensbegleitung älterer Menschen im Schwerpunkt Ihrer Pflegeausbildung widmen wollen.

3.2 Ambulante Pflege

Ambulant vor stationär – ein wichtiger Leitsatz der deutschen Gesundheitspolitik.

Mehr als 80 Prozent aller Menschen mit definiertem Pflegebedarf leben in Deutschland in Häuslichkeit. Die stärkere Ausrichtung des Versorgungssystems an den individuellen Bedürfnissen der Pflegebedürftigen und deren pflegender Angehörigen und der Pflege in Häuslichkeit sollte ein zentrales Ziel der deutschen Pflegepolitik sein. Der vorrangig verfolgte Verbleib von Pflegebedürftigen in häuslichen Pflegearrangements wird dabei nicht nur gesetzlich durch den Grundsatz »ambulant vor stationär« festgehalten (§ 3 SGB XI).

Info

Ambulante Pflege

Die ambulante Pflege erfüllt einen wichtigen gesellschaftlichen Auftrag. Sie ermöglicht pflegebedürftigen Menschen, möglichst lange im gewohnten, häuslichen Umfeld mit der Familie, den Haustieren und eventuell dem Garten zu leben. Die Pflegekräfte unterstützen und entlasten dabei die pflegenden Angehörigen. Die ambulante Pflege bzw. Pflege in der Häuslichkeit von pflegebedürftigen Menschen ist ein sehr vielfältiges und besonderes Arbeitsfeld, das aufgrund des demografischen Wandels immer wichtiger wird.

Die meisten älteren Menschen, auch in der Gruppe der über 80-Jährigen, wohnen in Privathaushalten, und wünschen sich eine weitgehende Kontinuität ihrer individuellen Lebens- und Wohnformen – auch unter Bedingungen erhöhter Betreuungs- und Pflegeerfordernisse. Ihre Teilhabemöglichkeiten und die Verfügbarkeit von benötigten Hilfen werden durch die sozialräumliche Wohninfrastruktur maßgeblich mitbestimmt. Als prekär stellt sich häufig die Situation von Personen mit kognitiven und emotionalen Einschränkungen in privaten Haushalten dar. Hierbei sind die Angehörigen, die kritisch auch als »Deutschlands größter ambulanter Pflegedienst« betitelt werden, häufig überfordert.

3.2.1 Charakteristika der ambulanten Pflege

Der ambulante Pflegedienst unterstützt Pflegebedürftige und ihre Angehörigen bei der Pflege zu Hause. Er bietet Familien Unterstützung und Hilfe im Alltag. Dies erfordert eine hohe Toleranz.

Ambulante Pflege ist die professionelle pflegerische und hauswirtschaftliche Versorgung von pflegebedürftigen Menschen in ihrer häuslichen Umgebung, die durch mobile (ambulante) Pflegedienste erbracht wird. Überwiegend sind kleinräumige und engmaschige Angebotsstrukturen in der ambulanten pflegerischen Versorgung vorhanden, die regional für die zu versorgenden Menschen wegen der hohen Nachfrage leider eine zu geringe Auswahl zwischen den Anbietern zulassen.

Neben den professionellen Strukturen erbringen Familienangehörige, Freunde und ehrenamtlich Tätige den überwiegenden Anteil an Versorgungs- und Unterstützungsleistungen für pflegebedürftige Menschen. Kommunen können pflegende Angehörige sowie ehrenamtlich Tätige durch verschiedene wertschätzende, kommunikative und organisatorisch entlastende Maßnahmen effektiv unterstützen.

»Ich habe früher gedacht, dass es für ältere und pflegebedürftige Menschen viel mehr Unterstützungsangebote gibt. Das hört sich alles immer so positiv an. Ich war schockiert, als ich feststellen musste, dass ambulante Dienste überfüllt sind und Nachfragen ablehnen, dass es kein Essen auf Rädern gibt und man über Warteliste bis zu einem Jahr darauf warten soll.« (Frieda Klee, Angehörige, häusliche Pflegesituation)

3.2.2 Grundverständnis und Menschenbild

Die Versorgung pflegebedürftiger Mitmenschen vor Ort in der Häuslichkeit ermöglicht es, wie kein anderes Setting, die Selbstständigkeit, Selbstbestimmung und Individualität der zu pflegenden Menschen zu erhalten.

Das Setting: Ambulante Pflege ermöglicht es, einen Menschen mit Pflegebedarf als ganzheitliches Wesen mit einer individuellen Persönlichkeit zu respektierten. Nach der humanistischen Auffassung ist der Mensch in seiner Gesamtheit einzigartig. Seine Würde ist unantastbar. Diese zu wahren und zu schützen, sollte in allen Settings der Pflege oberster Grundsatz sein.

Fazit **Das Menschenbild**

Ihnen sollte bewusst sein: Menschen sollten unabhängig ihrer Religion, Herkunft, Ansehen und Geschlecht individuell gepflegt werden. Unter den Rahmenbedingungen der eigenen Häuslichkeit kann dies am ehesten gelingen, da die strukturellen Vorgaben von Institutionen entfallen.

3.2.3 Lebenssituation und Wohnqualität

»In einigen Wohnungen ist es nicht nur nicht unaufgeräumt und nicht einladend, sondern schmuddelig. Manchmal muss ich echt schlucken, so gravierend unappetitlich ist es. Das kann man mit der Arbeit im Krankenhaus nicht vergleichen.« (Charlotte, Auszubildende, 1. Ausbildungsjahr)

Die Lebens- und Wohnqualität von Menschen in Häuslichkeit ist für viele Pflegende und auch Auszubildende häufig ungewohnt und nicht selten schockierend. Wie Menschen leben, sich einrichten, welchen Hygienestandards sie folgen und wie sie »Gemütlichkeit« definieren, ist für andere Menschen häufig nicht nachvollziehbar und unverständlich. Pflegende in der ambulanten Pflege erleben hier das gesamte Spektrum an Möglichkeiten.

»Die Menschen, die ambulant gepflegt werden, können ihr Hausrecht ausüben. Das bekommen wir manchmal zu spüren. Das muss man respektieren.« (Charlotte, Auszubildende, 1. Ausbildungsjahr)

3.2.4 Dienstleistungsqualität und Interdisziplinarität

Die Dienstleistungsqualität von Pflegenden der ambulanten Pflege wird hinsichtlich des Verbleibes in Häuslichkeit zum einen sehr hochgeschätzt, zum anderen steht diese wegen enger zeitlicher und monetärer Ressourcen häufig in Kritik. Je nach Pflegegrad und ärztlicher Verordnung werden Leistungen der ambulanten Pflege von den jeweiligen Kostenträgern übernommen.

Interdisziplinär sind die Pflegenden der ambulanten Pflege maßgeblich auf die Verordnungen der Ärzt*innen angewiesen. Pflegende der ambulanten Pflege arbeiten relativ autonom und müssen sich intensiv mit den pflegenden Angehörigen arrangieren.

Bei knapp einem Viertel der Pflegebedürftigen unterstützen teilweise ambulante Pflegedienste die informell Pflegenden. Diese Zahlen verdeutlichen die Bedeutung von Familienangehörigen, Freund*innen, Bekannten, Nachbar*innen und freiwillig Engagierten – also informell Pflegenden – für das Pflege- und Gesundheitssystem. Die sehr heterogene und diverse Zielgruppe übernimmt ein breites Aufgabenspektrum: von der Grundpflege (Körperpflege, Ernährung, Mobilität) über Organisation und Verwaltung von Hilfe, Pflege und Finanzen sowie der Haushaltsführung bis hin zu emotionaler, psychischer und sozialer Unterstützung der zu Pflegenden.

Manche ambulanten Dienste verfügen über Zusatzqualifikationen, etwa in der Palliativpflege für schwerstkranke und sterbende Menschen. Im Rahmen der spezialisierten ambulanten Palliativversorgung können zusätzliche Leistungen erbracht werden, die über die allgemeine Grund- und Behandlungspflege hinausgehen. Außerklinische Intensivpflege als weitere Spezialisierung ambulanter Krankenpflege ermöglicht es schwerkranken oder langzeitbeatmeten Patienten, im häuslichen Umfeld versorgt zu werden.

Wichtig

Die unangenehme Wahrheit über die ambulante Pflege

Viele Menschen mit Pflegebedarf und viele Angehörige sind entsetzt, wenn Sie sich erstmalig damit auseinandersetzen, welche Leistungen von der Kranken- oder der Pflegeversicherung (SGB V und SGB XI) übernommen werden und welche Leistungen sie selbst zahlen müssen. Ebenso sind viele entsetzt, wenn sie erfahren, dass Pflegende nicht zu gewünschten Uhrzeiten die ambulante Pflege ausführen können oder wenn Pflegedienste über gar keine freien Pflegekapazitäten verfügen, weil die Nachfrage ihr Personal bei weitem übersteigt.

3.2.5 Ziele und Auftrag der ambulanten Pflege

Ziel der ambulanten Pflege ist es, dass pflegebedürftige Menschen in der häuslichen Umgebung verbleiben können. Dazu sucht der mobile Dienst den Klienten mehrmals wöchentlich bis mehrmals täglich zuhause auf. Erbracht werden die jeweils verordneten Pflege-, Untersuchungs- und Behandlungsleistungen in einem bestimmten zeitlichen Rahmen.

Überlegen Sie und wägen Sie die Vor- und Nachteile eines Ausbildungsträgers der ambulanten Pflege ab.

Möchten Sie sich für einen Ausbildungsträger der ambulanten Pflege entscheiden?

3.3 Akutpflege

In der höchsten Not und wenn es um mein Leben geht – Akutmedizin und -pflege, Therapie und heilende Anlässe.

Sie kennen die Akutpflege, früher auch Krankenpflege genannt, hauptsächlich aus dem Krankenhaus.

3.3.1 Charakteristika der Akutpflege

Die Akutpflege versteht sich als pflegerische und therapeutische Maßnahmen bei einer akuten Erkrankung, Verletzung oder Verschlechterung einer chronischen Erkrankung. Die Maßnahmen sind an eine ärztliche Diagnose gebunden. Die Akutpflege ist geprägt durch schnell wechselnde Patient*innensituationen. Die stationäre Akutpflege umfasst die pflegerische Versorgung von Patient*innen mit plötzlich auftretenden und zum Teil vorübergehenden Einschränkungen oder Erkrankungen in der Regel in einem

Krankenhaus. Auch nach Unfällen, zu geplanten Operationen oder zur Geburt eines Kindes kommen Menschen ins Krankenhaus und werden dort diagnostisch und medizinisch versorgt.

»Neben der Pflege in der Alten- und Langzeitpflege und der ambulanten Pflege fokussiert die Akutpflege mehr die heilenden Anlässe. Heilende Anlässe haben eigentlich immer etwas mit Medizin zu tun.« (Finn, Auszubildender, 2. Ausbildungsjahr)

Praxiseinsätze sind auf den verschiedenen Stationen möglich. Sie lernen z. B. die Chirurgie, Neurologie, Geriatrie und Innere Medizin kennen. Aber auch Bereiche wie die Psychiatrie und die Intensivpflege können zu den Einsatzgebieten während Ihrer Ausbildung gehören.

3.3.2 Grundverständnis und Menschenbild

Der Blick auf den Menschen in der Akutpflege macht seine Bezeichnung unmissverständlich deutlich: Patient. Im Fokus steht eine Erkrankung oder eine Diagnose, die den Menschen zum Patienten werden lässt.

Der diagnostisch-, therapeutisch-medizinische Fokus steht in der Akutpflege im Vordergrund. In der Akutpflege werden kurzfristig auftretende Krankheiten, Verletzungen oder chronische Erkrankungen, die sich verschlechtert haben, gepflegt und therapiert. In der Langzeitpflege hingegen befinden sich Menschen mit Unterstützungsbedarf über einen längeren Zeitraum. Von daher sind das Grundverständnis der Pflege bzw. der medizinischen und pflegerischen Interventionen und der Blick auf den Menschen mit Unterstützungsbedarf in der Akutpflege ein anderer.

Info

Akutmedizin

Im Vordergrund der akutmedizinischen Einrichtungen steht eine prozessorientierte Diagnose und Therapie. Ökonomisierung, Kostendruck, Personalknappheit und Prozessoptimierung erschweren die pflegerische Arbeit in der Akutmedizin.

3.3.3 Lebenssituation: krank

Krank sein bedeutet: Ein Zustand verminderter Gesundheit. Krankheit ist eine Störung der normalen Funktion eines Organs oder Körperteils, auch des geistigen, seelischen Wohlbefindens.

Ihnen sollte bewusst sein: Die Lebenssituation »krank« bedeutet für Menschen eine häufig schwer zu ertragende Ausnahmesituation, die menschliche Wärme, Verständnis und Unterstützung einfordert. Pflegende müssen täglich mit den auseinanderklaffenden Bedürfnissen der betroffenen Menschen und den knappen Ressourcen umgehen.

3.3.4 Dienstleistungsqualität und Interdisziplinarität

Akut oder chronisch kranke Menschen zu pflegen bedeutet, auf Heilung oder Linderung zu fokussieren.

Die Dienstleistungsqualität in der stationären Akutpflege in Deutschland ist beeinflusst durch den finanziellen Druck auf die Krankenhäuser. Diese Entwicklung ist im Wesentlichen durch die Umstellung auf ein Vergütungssystem mittels Fallpauschalen (Diagnosis Related Groups, DRGs) beeinflusst, bei denen das jeweilige Krankenhaus einen festen Geldbetrag pro Patientin mit einer bestimmten Diagnose erhält. Die Krankenhäuer haben damit einen ökonomischen Anreiz, Patient*innen mit möglichst wenig Ressourcen erfolgreich zu behandeln und die Anzahl an Fällen mit lukrativen Diagnosen zu steigern. Hierdurch sanken die Verweildauern in den letzten Jahren, während die Fallzahlen deutlich anstiegen.

Pflegende stehen häufig zwischen den individuellen Bedürfnissen und Wünschen der Patient*innen und den schwierigen und engen Rahmenbedingungen. Zudem sind die Anforderungen an das Wissen und Können hoch. Da die Pflege auch in der Akutpflege sehr komplex und vielfältig ist, brauchen Pflegefachkräfte häufig Spezialwissen. Dies können sie sich nach abgeschlossener Ausbildung in entsprechenden Weiterbildungen (z. B. Fachweiterbildung für Anästhesie und Intensivpflege, Weiterbildung Geriatrie) aneignen.

3.3.5 Ziele und Aufgaben der Akutpflege

Das Ziel der Akutpflege umfasst die Unterstützung der Heilung, die Verminderung des Schweregrades der Erkrankung/Verletzung und/oder die Linderung von Symptomen sowie Präventionsmaßnahmen.

Überlegen Sie und wägen Sie die Vor- und Nachteile eines Ausbildungsträgers der Akutpflege ab.

Möchten Sie sich für einen Ausbildungsträger der ambulanten Pflege entscheiden?

3.4 Psychiatrische Pflege

Auch psychiatrische, gerontopsychiatrische und geriatrische Fachkliniken können eine wichtige Funktion bei der Pflegeausbildung und der Stärkung bedarfsorientierter Pflegestrukturen haben. Vertreter*innen psychiatrischer, geriatrischer oder gerontopsychiatrischer Fachkliniken engagieren sich auch in Sachen Pflegeausbildung. Sie können den Ausbildungsvertrag also auch mit einer psychiatrischen Klinik abschließen.

Ziel des praktischen Einsatzes im dritten Ausbildungsjahr ist die Erweiterung und Vertiefung von grundlegenden Kompetenzen, die bereits in den ersten beiden Ausbildungsdritteln im Umgang mit emotionalen, psychischen und kognitiven Veränderungen, z. B. aus Begegnungen mit Ängsten, Trauer oder auch der Unfähigkeit zu trauern, mit depressiven Stimmungslagen, Suchtproblemen oder mit Menschen mit Demenz gemacht wurden.

In Ihrer Ausbildung sollen Sie im Umgang mit psychisch erkrankten Menschen lernen, die besonderen Anforderungen an Einfühlungsvermögen in pflegerischen Alltagssituationen und in akuten Krisensituationen sicher und mit angemessener Ruhe zu erbringen.

3.5 Pädiatrische Pflege

Pädiatrische Pflege ist Kinderkrankenpflege. Eine Kinderklinik ist ein Krankenhaus, das auf die ambulante und stationäre medizinische Versorgung von Kindern ausgerichtet ist. Als Kinderstation (pädiatrische Abteilung) bezeichnet man die auf die Behandlung von Kinderkrankheiten spezialisierte Abteilung eines herkömmlichen Krankenhauses. Sie können den Ausbildungsvertrag auch mit einer pädiatrischen Klinik schließen. Insbesondere dann, wenn Sie den Schwerpunkt/die Vertiefung: pädiatrische Pflege oder den Berufsabschluss: Gesundheits- und Kinderkrankenpfleger/in wählen.

Für den kurzen Pflichteinsatz empfehlen die Rahmenpläne für die Pflegeausbildung, den Schwerpunkt auf die Interaktion mit Kindern, Jugendlichen und ihren Bezugspersonen zu legen (Fachkommission nach § 53 PflBG 2020).

Neben den traditionellen Einsatzorten wie die pädiatrische Versorgung in der Akutklinik oder die stationäre Kinder- und Jugendpsychiatrie, kommen Einsatzorte infrage, in denen Sie einen Einblick in die pflegerische oder gesundheitsbezogene Versorgung von Kindern und/oder Jugendlichen und ihren Bezugspersonen erlangen. Wesentlich ist, dass Sie Kompetenzen entsprechend der Ausbildungs- und Prüfungsverordnung für die Pflegeberufe anbahnen können.

Einsatzorte können (je nach Landesverordnung) Kindergärten, Kinderarztpraxen, Sozialpädiatrische Zentren oder Gesundheitsämter, Förder- und Inklusionsschulen, stationäre Wohneinrichtungen sein.

Info
Eine Auflistung der Einrichtungen, die für die Praxiseinsätze in der Pflegeausbildung zugelassen werden können, wie z. B. Kindergärten, Tageskliniken, Einrichtungen der Eingliederungshilfe, psychiatrische Ambulanzen finden Sie in der Landesverordnung über die Ausbildung und Durchführung der Pflegeberufeausbildung in Ihrem Bundesland.

Überlegen Sie:
Hätten Sie Interesse an einem Ausbildungsträger mit dem Schwerpunkt der psychiatrischen oder pädiatrischen Pflege?
Wägen Sie die Vor- und Nachteile ab.

3.6 Übung: Wahl des Ausbildungsträgers

Überlegen Sie sich gut, welcher Ausbildungsträger zu Ihnen passt. Setzen Sie sich kritisch mit den unterschiedlichen Charakteristika der Anbieter auseinander:

- Bei welchem Anbieter würden Sie sich wahrscheinlich wohlfühlen?
- Was spricht dafür und was spricht dagegen, bei dem ein oder anderen Anbieter den Ausbildungsvertrag abzuschließen?
- Machen Sie sich bewusst, dass Sie bei allen Anbietern einen praktischen Einsatz absolvieren.

Verdeutlichen Sie sich die Verpflichtungen und Aufgaben, die der Träger der praktischen Pflegeausbildung eingeht und verantwortet.

Dem Ausbildungsträger kommt die Verantwortung für die Durchführung und Organisation der praktischen Ausbildung zu. Die praktische Ausbildung von mindestens 2.500 Stunden teilt sich in Pflicht-, Vertiefungs- und weitere Einsätze auf. Der Ausbildungsträger muss sicherstellen, dass alle erforderlichen Praxiseinsätze durchgeführt werden und zeitlich so gegliedert sind, dass das Ausbildungsziel sicher erreicht werden kann. Welche Kriterien die Ausbildungsträger erfüllen müssen, um für die Ausbildung geeignet zu sein, wird in den einzelnen Bundesländern näher geregelt.

3.7 Check: Ausbildungsträger

Tab. 4: Wie gut ist Ihr Ausbildungsträger?

Ich reflektiere:	Trifft gar nicht zu	Trifft teilweise zu	Trifft voll zu
1. Ich habe mich bewusst für meinen Ausbildungsträger entschieden und kenne die Vor- und die Nachteile der Einrichtung.			
2. Ich habe mich bewusst für einen bestimmten Ausbildungsabschluss entschieden.			
3. Dieser Berufsabschluss ist in meinem Ausbildungsvertrag schriftlich vermerkt.			
4. Ich kenne das Ausbildungskonzept meines Ausbildungsträgers.			
5. Ich kenne alle für mich zuständigen Praxisanleitenden.			
6. Ich kenne den Ausbildungsplan, den mein Ausbildungsträger für mich erstellt hat.			
7. Mir ist bewusst welche Praxiseinsatzorte ich durchlaufen werde.			
8. Mir ist bewusst mich welchen Personengruppen ich während der praktischen Ausbildung konfrontiert werde.			
9. Ich bin gewillt aktiv mit den Praxisanleitenden meines Ausbildungsträgers während der externen Einsätze Kontakt zu halten.			

3.8 Check: Charakteristika der Pflegeeinrichtungen

Tab. 5: Wie unterscheiden sich Pflegeeinrichtungen voneinander?

Ich reflektiere:	Trifft gar nicht zu	Trifft teilweise zu	Trifft voll zu
1. Ich habe mich mit den unterschiedlichen Charakteristika der Pflegeanbieter vertraut gemacht.			
2. Ich kann die unterschiedlichen Handlungsanlässe und den Dienstleistungscharakter der unterschiedlichen Pflegeanbieter einschätzen.			
3. Mir sind die unterschiedlichen Ziele und Aufgaben der Pflegeeinrichtungen bekannt und ich kann mir vorstellen, wie ich mich dort verhalte.			
4. Ich habe mich kritisch damit auseinandergesetzt, bei welchen Ausbildungsträger ich unter Vertrag bin und was dieser von mir erwartet.			
5. Ich habe Ideen für weitere Einsatzorte, an denen ich eine kurze Hospitation machen möchte (Pflegeberatung. Hospiz, Tagesklinik ...) und ich werde bei meinem Ausbildungsträger erfragen, ob dies möglich ist.			

4 Organisation der praktischen Ausbildung

Das Erlernen der praktischen Pflege an realen und authentischen beruflichen Ausbildungs- und Arbeitsorten und Situationen erfordert den richtigen Ausbildungsbetrieb.

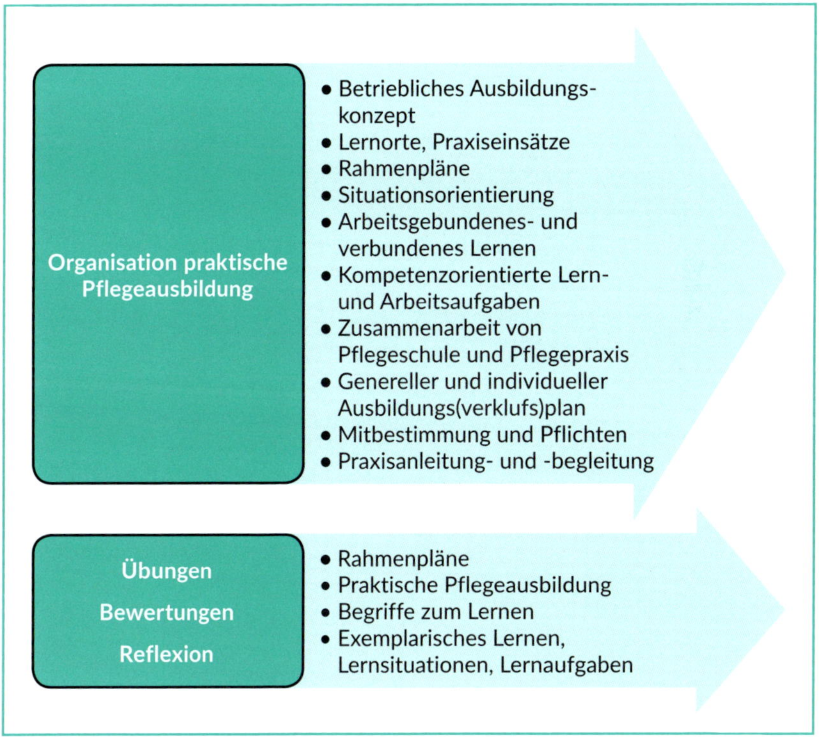

Organisation praktische Pflegeausbildung
• Betriebliches Ausbildungskonzept
• Lernorte, Praxiseinsätze
• Rahmenpläne
• Situationsorientierung
• Arbeitsgebundenes- und verbundenes Lernen
• Kompetenzorientierte Lern- und Arbeitsaufgaben
• Zusammenarbeit von Pflegeschule und Pflegepraxis
• Genereller und individueller Ausbildungs(verklufs)plan
• Mitbestimmung und Pflichten
• Praxisanleitung- und -begleitung
Übungen
Bewertungen
Reflexion
• Rahmenpläne
• Praktische Pflegeausbildung
• Begriffe zum Lernen
• Exemplarisches Lernen, Lernsituationen, Lernaufgaben

Abb. 9: Das Kapitel im Überblick.

4.1 Das betriebliche Ausbildungskonzept

Das betriebliche Ausbildungskonzept ist das Konzept, dass der Ausbildungsträger betriebsintern zur Pflegeausbildung geschrieben hat (▸Abb. 10).

Ein betriebliches Ausbildungskonzept umfasst direkte Ausbildungsprozesse, die die praktische Pflegeausbildung direkt betreffen, wie Pflegekonzept, Kooperationen, Bewerbungsstrukturen, Anleitung und Prüfungen. Zudem muss der Träger der Pflegeausbildung sich mit unterstützenden Prozessen befassen, wie der Finanzierung, der curricularen Arbeit, der Öffentlichkeitsarbeit und dem Qualitätsmanagement, auch zum Thema Pflegeausbildung.

Tipp

Seien Sie kritisch und begutachten Sie die Ausbildungskonzepte, das Leitbild und das Menschenbild der Pflegeeinrichtungen.

Gute Ausbildungskonzepte sollten stets auch einen Blick nach vorn werfen und schon heute verdeutlichen, was die künftige Arbeitswelt an Anforderungen mit sich bringt und wie die Zielgruppe der zu pflegenden Menschen in den Fokus gesetzt werden.

Lassen Sie sich schon zur Bewerbung das Ausbildungskonzept Ihres potenziellen Ausbildungsbetriebes zeigen. Nur so können Sie sich einen Einblick darüber verschaffen, welchen Stellenwert das Thema Ausbildung (zumindest auf dem Papier) in der jeweiligen Pflegeeinrichtung hat.

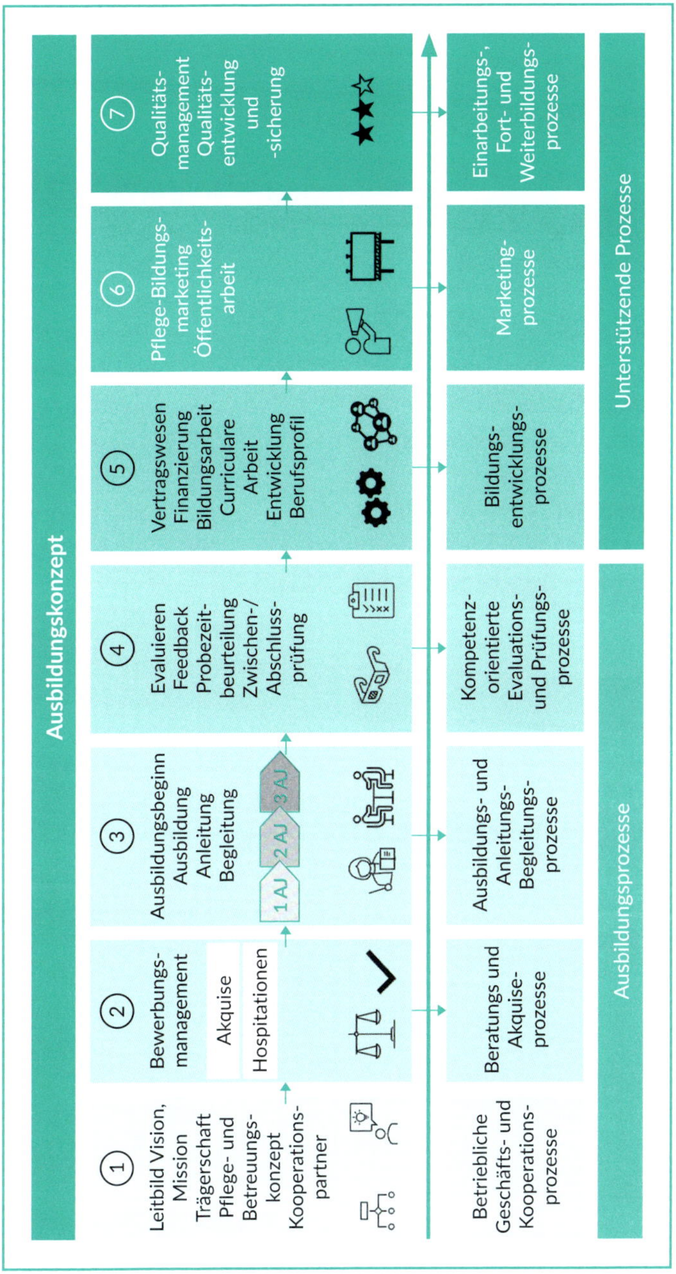

Abb. 10: Betriebliches Ausbildungskonzept.

4.2 Lernorte und Praxiseinsätze

Der Großteil aller Pflegenden und Auszubildenden in Deutschland bevorzugt es, praktisch, im realen Pflegealltag, lernen zu können.

Neben der theoretischen und praktischen Ausbildung in der Pflegeschule finden während Ihrer dreijährigen Pflegeausbildung acht bis neun praktische Einsätze statt (▶ Abb. 11).

Die Ausbildung erfolgt im Wechsel von Abschnitten des theoretischen und praktischen Unterrichts und der praktischen Ausbildung. Der Unterricht und die praktische Ausbildung erfolgen aufeinander abgestimmt auf der Grundlage von Kooperationsverträgen nach § 8 PflAPrV.

Während der praktischen Ausbildung, die im Vergleich zur theoretischen Ausbildung mit 2.500 Stunden überwiegt, sollen Sie alle häufigen Tätigkeitsbereiche der Pflege kennenlernen.

4.2.1 Orientierungseinsatz

Mit einem Orientierungseinsatz im Umfang von 400 Stunden beginnt Ihre Ausbildung beim Ausbildungsträger. Das ist die Gelegenheit für Sie und für die Ausbildungseinrichtung, sich kennenzulernen, erste Einblicke in die praktische Pflegetätigkeit zu erhalten und zu vermitteln. Dies ist besonders wichtig, um eine erste Bindung zum Ausbildungsbetrieb und zur verantwortlichen Praxisanleitung aufzubauen.

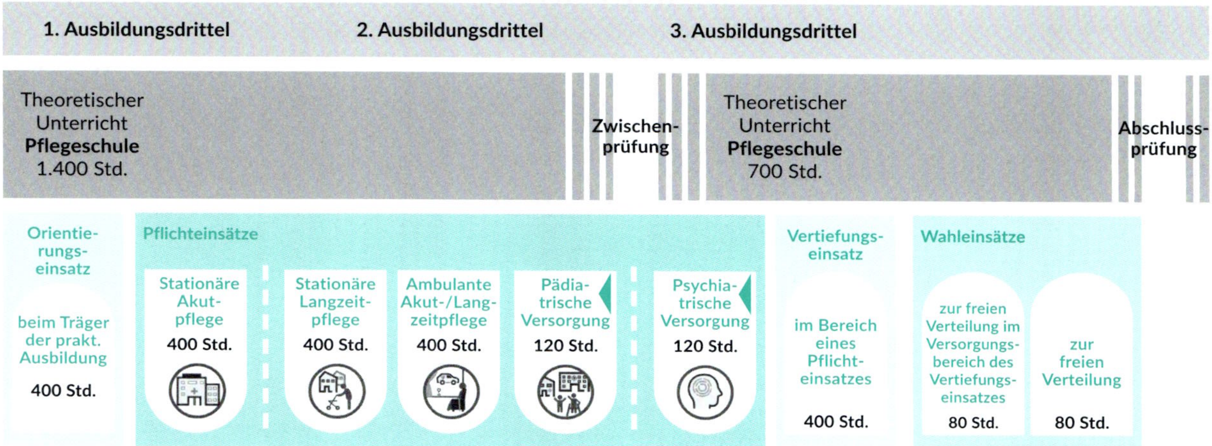

Ich übernehme keine Pflegetätigkeiten, die ich nicht erlernt habe und die ich nicht verantworten kann.

Abb. 11: Praxiseinsatzorte der Ausbildung.

4.2.2 Pflichteinsatz und Vertiefungseinsatz

Auch einen Pflichteinsatz von 400 Stunden absolvieren Sie bei Ihrer ausbildenden Einrichtung in den ersten zwei Ausbildungsjahren. Ebenfalls erfolgt Ihr Vertiefungseinsatz von 500 Stunden im dritten Ausbildungsjahr bei dem Träger Ihrer praktischen Ausbildung. Er kann aber auch in einem anderen Versorgungsgebiet als ursprünglich im Ausbildungsvertrag vereinbart stattfinden. Außerdem können 80 Stunden, die zur freien Verteilung im Vertiefungseinsatz zur Verfügung stehen, im eigenen Ausbildungsbetrieb durchgeführt oder an anderen Orten.

Insgesamt soll Ihre Ausbildung beim praktischen Träger Ihrer Ausbildung mindestens 1.300 Stunden umfassen. Durch weitere Pflichteinsätze in anderen Bereichen der Pflege lernen Sie das breite Berufsfeld und die unterschiedlichen pflegerischen Ausrichtungen kennen. Die 80 Stunden zur freien Verfügung, die z. B. in Pflegeberatungsstellen oder in der Rehabilitation absolviert werden können, tragen ebenfalls dazu bei.

Die Pflichteinsätze umfassen Praxiseinsätze im Krankenhaus, in der stationären Langzeitpflege und in der ambulanten Pflege. Auch die Pflege in der Pädiatrie und Psychiatrie (Allgemein-, Geronto-, Kinder-, Jugendpsychiatrie) lernen Sie kennen. Bis auf den Psychiatrie-Einsatz müssen alle Pflichteinsätze bis zum Ende des zweiten Ausbildungsdrittel abgeschlossen sein. Der auch in dieser Zeit zu leistende pädiatrische Einsatz umfasst mindestens 60 Stunden, aber höchstens 120 Stunden.

Eventuell freiwerdende Stunden können Sie zur Verstärkung Ihres Orientierungseinsatzes verwenden. Ab der zweiten Hälfte der Ausbildung sollen Sie, soweit das Jugendschutzgesetz es zulässt, unter direkter Aufsicht von Pflegefachkräften insgesamt im Umfang von mindestens 80, aber höchstens 120 Stunden im Nachtdienst eingesetzt werden.

Die Folge, Orte und Stundenverteilung im Rahmen der praktischen beruflichen Pflegeausbildung stellt die folgende Tabelle dar.[4]

Tab. 6: Stundenverteilung im Rahmen der praktischen Ausbildung der beruflichen Pflegeausbildung*

Erstes und zweites Ausbildungsdrittel			
I.	**Orientierungseinsatz**		
	Flexibel gestaltbarer Einsatz zu Beginn der Ausbildung beim Träger der praktischen Ausbildung		400 Std.*
II.	**Pflichteinsätze in den drei allgemeinen Versorgungsbereichen**		
	1.	Stationäre Akutpflege	400 Std.
	2.	Stationäre Langzeitpflege	400 Std.
	3.	Ambulante Akut-/Langzeitpflege	400 Std.
III.	**Pflichteinsatz in der pädiatrischen Versorgung**		
	Pädiatrische Versorgung		120 Std.*
Summe erstes und zweites Ausbildungsdrittel			**1.720 Std.**

Letztes Ausbildungsdrittel			
IV.	**Pflichteinsatz in der psychiatrischen Versorgung**		
	1.	Allgemein-, geronto-, kinder- oder jugendpsychiatrische Versorgung	120 Std.
	2.	Bei Ausübung des Wahlrechts nach § 59 Absatz 2 PflBG: nur kinder- oder jugendpsychiatrische Versorgung	
	3.	Bei Ausübung des Wahlrechts nach § 59 Absatz 3 PflBG: nur gerontopsychiatrische Versorgung	

[4] Ausbildungs- und Prüfungsverordnung für die Pflegeberufe (Pflegeberufe-Ausbildungs- und -Prüfungsverordnung - PflAPrV) Anlage 7 (zu § 1 Absatz 2 Nummer 2, § 26 Absatz 2 Satz 1, § 28 Absatz 2 Satz 1) (Fundstelle: BGBl. I 2018, 1614)

Letztes Ausbildungsdrittel			
V.	**Vertiefungseinsatz im Bereich eines Pflichteinsatzes**		
	1.	Im Bereich eines Pflichteinsatzes nach II. bis IV.1. Im Bereich des Pflichteinsatzes nach II.3. auch mit Ausrichtung auf die ambulante Langzeitpflege	500 Std.
	2.	Für das Wahlrecht nach § 59 Absatz 2 PflBG: Im Bereich eines Pflichteinsatzes nach III.	
	3.	Für das Wahlrecht nach § 59 Absatz 3 PflBG: Im Bereich eines Pflichteinsatzes nach II.2. oder II.3. mit Ausrichtung auf die ambulante Langzeitpflege	
VI.	**Weitere Einsätze/Stunden zur freien Verteilung**		
	1.	Weiterer Einsatz (z. B. Pflegeberatung, Rehabilitation, Palliation) – bei Ausübung des Wahlrechts nach § 59 Absatz 2 PflBG: nur in Bereichen der Versorgung von Kindern und Jugendlichen – bei Ausübung des Wahlrechts nach § 59 Absatz 3 PflBG: nur in Bereichen der Versorgung von alten Menschen	80 Std.
	2.	Zur freien Verteilung im Versorgungsbereich des Vertiefungseinsatzes	80 Std.
Summe letztes Ausbildungsdrittel			780 Std.
Gesamtsumme			**2.500 Std.**

* Bis zum 31. Dezember 2024 entfallen auf »III. Pflichteinsatz in der pädiatrischen Versorgung« mindestens 60 und höchstens 120 Stunden. Die gegebenenfalls freiwerdenden Stundenkontingente erhöhen entsprechend die Stunden von »I. Orientierungseinsatz«.

Während der ersten zwei Ausbildungsjahre sind 1.720 und im dritten Ausbildungsjahr 780 Stunden Einsatzzeiten zu planen. Die hier angegebene Mindestdauer der einzelnen Praxiseinsätze wird durch die Ausbildungs- und Prüfungsverordnung für die Pflegeberufe (PflAPrV) festgelegt. Zum Ende des zweiten Ausbildungsjahrs findet die Zwischenprüfung statt. Die Zwischenprüfung dient der Ermittlung des Ausbildungsstandes. Ein Bestehen ist aber keine Voraussetzung zur Fortführung der Ausbildung.

Während der ersten beiden Ausbildungsjahre erhalten Sie alle den gleichen theoretischen und praktischen Unterricht und durchlaufen in Ihrer praktischen Ausbildung die gleichen verpflichtenden Einsätze (Pflichteinsätze) in den unterschiedlichen Versorgungsbereichen der Pflege. Begonnen wird die praktische Ausbildung allerdings mit einem sogenannten Orientierungseinsatz in der gewählten Ausbildungseinrichtung. Sie haben so die Möglichkeit, zunächst ihre Ausbildungseinrichtung besser kennenzulernen.

»Aus der Vielfalt der ausbildenden Einrichtungen und Kooperationen resultieren verschiedene Ausbildungsverläufe. So werden die anderen Auszubildenden meiner Klasse während der Praxisphase in verschiedenen Versorgungsbereichen eingesetzt.« (Mahari, Auszubildende, 3. Ausbildungsjahr)

Zu Beginn des dritten Ausbildungsjahres erfolgt ein weiterer Pflichteinsatz, und zwar in der psychiatrischen Versorgung. Das dritte Jahr der Ausbildung kann für Sie unterschiedlich ausgerichtet sein. Dies hängt von Ihrem bereits im Ausbildungsvertrag festgelegten Vertiefungseinsatz ab. Mit der Wahl Ihres Vertiefungseinsatzes geben Sie an, welchen Schwerpunkt Sie im dritten Jahr ihrer Ausbildung legen möchten. Das Wissen und Können wird in einem zuvor bereits kennengelernten Versorgungsbereich vertieft.

Der Vertiefungseinsatz kann stattfinden in der stationären Akutpflege, stationären Langzeitpflege, ambulanten Akut-/Langzeitpflege, ambulanten Akut-/Langzeitpflege mit Ausrichtung auf die ambulante Langzeitpflege, pädiatrischen oder psychiatrischen Versorgung.

Info

Sie können unabhängig von Ihrem gewählten Vertiefungseinsatz Ihre Ausbildung im dritten Jahr generalistisch fortführen und mit dem Berufsabschluss »Pflegefachfrau/-mann« beenden.

Die Auszubildenden, die sich für einen Vertiefungseinsatz im Bereich der Pflege alter Menschen (stationäre Langzeitpflege, ambulante Akut-/Langzeitpflege mit Ausrichtung auf die ambulante Langzeitpflege) oder der Pflege von Kindern und Jugendlichen (pädiatrische Versorgung) entscheiden, haben die Wahl. Entweder sie führen die generalistische Ausbildung, die sie zur Pflege von Menschen aller Altersstufen befähigt, fort und erhalten den Berufsabschluss »Pflegefachfrau/-fachmann« oder sie entscheiden sich für eine Neuausrichtung des letzten Ausbildungsjahres auf die gewählte Altersstufe.

4.3 Die Rahmenpläne

Zur Umsetzung von § 53 PflBG wurden bundeseinheitliche Rahmenpläne mit empfehlender Wirkung erarbeitet. Sie dienen den Pflegeschulen und den Trägern der praktischen Ausbildung als Orientierungshilfen für die Entwicklung der schulinternen Curricula einerseits und der Ausbildungspläne andererseits. Auch für die Länder stellen sie eine Orientierung dar, ohne jedoch in deren Durchführungszuständigkeit einzugreifen. Das heißt: Sie müssen immer in Ihrem jeweiligen Bundesland schauen, ob es spezielle Ausführungen und Verordnungen gibt.

Definition **Rahmenpläne**

Die Rahmenpläne und das Begleitmaterial stehen Ihnen auf der Homepage des BIBB bestehend aus dem Begründungsrahmen, dem Rahmenlehrplan für den theoretischen und praktischen Unterricht und den Rahmenausbildungsplan für die praktische Pflegeausbildung zur Verfügung.

Zusammen mit der PflAPrV stellen sie eine bundesweit gültige Grundlage für die Entwicklung schulinterner Curricula und einrichtungsspezifischer Ausbildungspläne dar.
Siehe: www.bibb.de Rahmenpläne

4.4 Exemplarisches Lernen und Lernen in Situationen

Vielleicht haben Sie es während der theoretischen Ausbildung schon mitbekommen: Die Pflegeausbildung erfolgt nach dem Prinzip des exemplarischen Lernens. Exemplarisches Lernen funktioniert, indem ausgewählte Inhalte »exemplarisch«, also auf das Wesentliche konzentriert, beispielhaft ausgewählt werden. Unter Beispielhaftigkeit ist zu verstehen, dass anhand eines Themas Grundsätze und Grundprinzipien erkannt und erlernt werden können. Zudem sieht die generalistische Pflegeausbildung exemplarisches Lernen und das Lernen in ausgewählten Situationen vor.

4.4.1 Exemplarik

Exemplarisches Lernen erfolgt anhand ausgewählter Gegenstände oder Fälle, die von allgemeiner, existenzieller Bedeutung sind. Beim exemplarischen Lernen wird von Ihnen verlangt, dass Sie über grundlegende Einsichten, Fähigkeiten und Fertigkeiten verfügen und in der Lage sind, das exemplarisch Gelernte auf andere Fälle, Personen oder Situationen übertragen zu können.

Im Regelfall lernt das Gehirn induktiv – aus relevanten, grundlegenden Beispielen. Beim exemplarischen Lernen soll Lernenden an ausgewählten Beispielen das selbsttätige Verständnis übergreifender Bezüge ermöglicht werden. Die Übertragbarkeit auf ähnliche Fälle und damit die Generalisierbarkeit muss reflektiert und gelernt werden.

4.4.2 Lernsituationen

Pflegende lernen praktisch in der Regel in realen Settings und in realen Pflegesituationen. Lernende sind zu einem großen Anteil in der praktischen Ausbildung und erleben Pflegesituationen mehr oder weniger geplant. Nach den Vorgaben der Rahmenpläne sollen Pflegesituationen die zentralen Bezugspunkte der künftigen Pflegeausbildung sein.

Definition **Situationsorientierung**

Der situationsorientierte Ansatz soll die Ausbildungsinhalte exemplarisch darstellen. Lernende erfahren allgemeingültige Prinzipien, die sie unabhängig ihres Einsatzortes auf ihr praktisches Berufsfeld und auf Menschen aller Altersstufen übertragen sollen.

Situationsbezogenes Lernen ist stets exemplarisches Lernen. Auf der curricularen, wie auf der unterrichtlichen Ebene kommt damit der richtigen Auswahl der Lerngegenstände eine besondere Bedeutung zu.

Tipp

Informieren Sie sich bei Ihrem Ausbildungsträger, bei kooperierenden Ausbildungsbetrieben oder in der Pflegeschule, welche Lernsituationen für die praktische Pflegeausbildung vorgesehen sind. Verdeutlichen Sie sich, ob Sie in der Lage sind, zwischen exemplarischem und spezialisiertem Lernen unterscheiden zu können. Sammeln Sie Beispiele für exemplarisches Lernen. Hierbei können die Beispiele aus den Rahmenlehrplänen helfen. Erklären Sie Ihren Praxisanleitenden, was sie unter exemplarischem Lernen verstehen. Übertragen Sie das Wissen und Können von bestimmten exemplarischen Pflegehandlungen auf andere.

4.5 Arbeitsgebundenes, -verbundenes und -orientiertes Lernen

Beim **arbeitsgebundenen Lernen** sind Lernort und Arbeitsort identisch, das Lernen ist an den Arbeitsplatz, z. B. die Pflegeeinrichtung gebunden.

Arbeitsverbundenes Lernen zeichnet sich dadurch aus, dass Lernort und realer Arbeitsplatz getrennt sind, obwohl zwischen ihnen eine direkte räumliche und organisatorische Verbindung besteht.

Arbeitsorientiertes Lernen findet in zentralen Bildungseinrichtungen statt, z. B. in Pflegeschulen und Bildungszentren.

4.6 Kompetenzorientierte Lern- und Arbeitsaufgaben

Während Lernaufgaben vornehmlich dem Lernen dienen, sind Arbeitsaufgaben Aufgaben, die primär der Erfüllung einer »auszuführenden Arbeit« folgen. Mit Arbeitsaufgaben sollten Lern- und Transferaufgaben vertieft werden. Manche Arbeitsaufgaben haben keinen lernenden Charakter.

Bei der Kompetenzorientierung geht es darum, dass Lernende etwas nicht nur können, sondern sie müssen es auch umsetzen, und zudem müssen sie es auch zeigen. Das Zeigen, bzw. Sichtbarmachen kompetenter Handlung nennt man Performanz.

Definition **Arbeits- und Lernaufgaben**

Zur Umsetzung der gesetzlichen Vorgaben nach PflBG, PflAPrV und der beratenden Vorgaben aus den Rahmenplänen ist es erforderlich, konkrete und spezifische, auf den jeweiligen Einsatzbereich abgestimmte Arbeits- und Lernaufgaben zu formulieren. Die curricularen Lerneinheiten (CE) im Rahmenlehrplan und Rahmenausbildungsplan sind so aufeinander abgestimmt, dass dort benannte Lern- und Arbeitsaufgaben ausgewiesene pflegeberufliche und bildungsbezogene Kompetenzen fokussieren.

Lernaufgaben werden aus realen pflegeberuflichen Handlungsfeldern didaktisch aufbereitet und verstehen sich als Transferinstrument von der Theorie in die Praxis und umgekehrt. So enthalten Lernaufgaben überwiegend Aufgabenstellungen, die sich an (komplexen) beruflichen Arbeitsprozessen orientieren und zielen auf die Beherrschung einer vollständigen beruflichen Handlung mit den Elementen Planung, Durchführung, Kontrolle und Reflexion[5]. Für die Gestaltung und den Einsatz von Lernaufgaben sind Praxisanleitende und Lehrende der Schule und Praxis im Rahmen einer

[5] Vgl. Rahmenpläne 2019

verantwortlichen Lernortkooperation und enger curricularer Abstimmung zuständig. Anhand einer Kompetenzmatrix hat die Fachkommission verdeutlicht, in welchen curricularen Einheiten die Kompetenzen der PflAPrV verortet sind bzw. (je nach Lesart) welche Kompetenzen in den jeweiligen curricularen Einheiten fokussiert werden.

Tipp
Nutzen Sie die Kompetenzmatrix:
https://www.bibb.de/dienst/publikationen/de/16560

Arbeits- und Lernaufgaben können in unterschiedliche Aufgabentypen eingeteilt werden:

- **Beobachtungsaufgaben:** Diese Aufgaben können eingesetzt werden, wenn bestimmte Kompetenzen in der Pflegeschule oder in anderen Einsätzen noch nicht oder kaum angebahnt wurden. Wichtig ist, dass diese Kompetenzen grundlegend zu den Kernaufgaben des jeweiligen Settings gehören. Beobachtungsaufgaben sollen einen ersten Zugang zum Handlungsfeld schaffen, um Fachkompetenzen, die im theoretischen Unterricht erworben wurden, auf die Praxis adaptieren zu können.
- **Anwendungsaufgaben:** Zur praktischen Umsetzung der in der Schule erworbenen (Teil-) Kompetenzen eignen sich Anwendungsaufgaben. Dabei soll das Erlernte in die Praxis umgesetzt werden.
- **Vertiefungsaufgaben:** Mit diesem Aufgabentyp sollen vorhandene Kompetenzen erweitert, die Verantwortungsübernahme sowie Selbstständigkeit gesteigert und Handlungsroutinen erarbeitet werden.
- **Reflexionsaufgaben:** Dieser Aufgabentyp trägt zur Persönlichkeitsentwicklung der Lernenden bei: Sie reflektieren ihre Tätigkeit, nehmen Spannungsfelder und Widersprüche wahr und ziehen entsprechende Konsequenzen aus ihrem Handeln. Beispielsweise nehmen die Lernenden die Diskrepanz zwischen Theorie und Praxis wahr und lernen, warum Pflegehandlungen in der Praxis an die individuellen Gegebenheiten der zu Pflegenden angepasst werden müssen. Damit wird eine professionelle Pflege angebahnt.

- **Transferaufgaben:**Transferaufgaben sind Lernaufgaben oder Arbeitsaufträge zur Bearbeitung der Theorie-Praxis-Verknüpfung. Der Theorie-Praxis-Transfer ist der wesentliche Prozess beim Lernen. Denn was nützt uns Theorie, die in der Praxis nie Anwendung findet? Leider findet dieser Lernprozess in Schulen zu selten statt. Eine gute Theorie-Praxis-Verzahnung kann nur gelingen, wenn die Theorie – also die Schule und/oder Hochschule – direkt mit den Praxisanleitern in der beruflichen Praxis zusammenarbeitet und umgekehrt.

Tipp

Es ist möglich, dass das Bundesland, in dem Sie Ihre Ausbildung machen, Vorgaben zur Umsetzung und Systematik dieser Arbeits- und Lernaufgaben macht.

4.7 Rahmenausbildungsplan und betrieblicher Ausbildungsplan

Die **Rahmenausbildungspläne** haben die beschriebenen Aufgabenstellungen bzw. Situationen nach Kompetenzbereichen geordnet. Im Mittelpunkt der Rahmenausbildungspläne steht das arbeitsgebundene Lernen in der Pflegepraxis, dass im Rahmen der in § 6 PflBG geforderten Anleitungszeit durch die Praxisanleitenden umgesetzt werden soll.

Folgende Abbildung (▶ Abb. 12) verdeutlicht und differenziert den Weg von den Rahmenausbildungsplänen zur individuellen Anleitsituation bzw. zum Lernen in Situationen und zeigt gleichzeitig die Notwendigkeit der Zusammenarbeit und Abstimmung der an der Ausbildung Beteiligten (Pflegeschule und Ausbildungsbetrieb) auf.

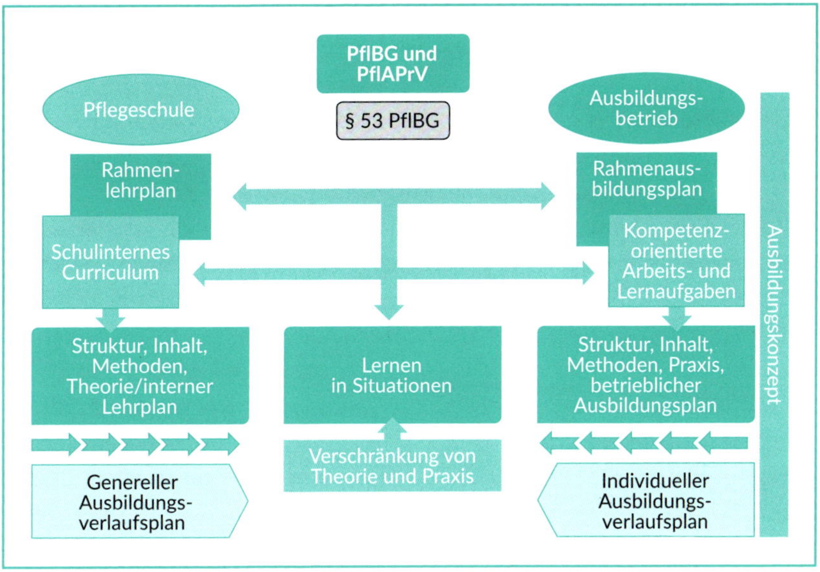

Abb. 12: Ausbildungsorte und Verschränkung der Ausbildungsinstrumente.

Die Pflegeschulen geben durch die weitere Differenzierung des schulinternen Curriculums im internen Lehrplan die Abfolge und strukturelle Ordnung der Inhalte und Methoden der theoretisch zu vermittelnden Inhalte vor. Zudem werden strukturelle und terminliche Vorgaben durch die generellen Ausbildungs(verlaufs)pläne durch die Pflegeschulen festgelegt.

Die inhaltlichen und strukturellen Vorgaben erreichen die praktischen Ausbildungsträger, die aufgrund dieser Vorgaben wiederum den betrieblichen Ausbildungsplan und die individualisierten Ausbildungspläne erstellen.

Info

Gemäß § 18 PflBG verantworten die Träger der praktischen Ausbildung die Gestaltung des Ausbildungsplans.

4.8 Zusammenarbeit zwischen Pflegepraxis und Pflegeschule

Die **Pflegeschulen** erstellen nach Vorgaben der Rahmenpläne ein schulinternes Curriculum und planen die strukturelle Abfolge im Wechsel von Theorie- und Praxisphasen. Die **Ausbildungsbetriebe** erstellen auf der Grundlage des Rahmenausbildungsplanes kompetenzorientierte Arbeits- und Lernaufgaben und organisieren nach den Vorgaben der Pflegeschule die praktischen Einsätze. ▸Abb. 12 stellt die Zusammenarbeit, die Verschränkung und die Begrifflichkeiten anschaulich dar.

Im Mittelpunkt der Rahmenausbildungspläne steht das Lernen in Situationen in der Pflegepraxis, dass im Rahmen der in § 6 PflBG geforderten Anleitungszeit durch die Praxisanleitenden umgesetzt werden soll. In der Verschränkung von Theorie und Praxis soll das Lernen in Situationen möglichst geplant und koordiniert stattfinden.

4.9 Genereller und individueller Ausbildungsverlaufsplan

Mit Ausbildungsplan ist die Planung der einzelnen Theorie und Praxisblöcke für die einzelnen Ausbildungsjahre gemeint. Der Ausbildungsplan ist eine zeitliche und inhaltliche Gliederung der Ausbildung, der für jede angehende Pflegefachkraft individuell konfiguriert und zwischen generellem und individuellem Ausbildungsplan unterschieden wird. Der generelle Ausbildungsplan ist unter Berücksichtigung der Vorgaben des schulinternen Curriculums und der Theorie-Praxisphasen zu erstellen. Der individuelle hingegen wird auf den einzelnen Auszubildenden mit konkreten Einsatzorten, auch unter Berücksichtigung der individuellen Zielplanung des Lernenden erstellt.

Der Ausbildungsplan enthält alle Einsatzorte und alle Einsatzzeiten über den gesamten Ausbildungsverlauf und wird von der Pflegeschule abgenommen. Den individuellen Ausbildungs(verlaufs)plan, der vom Ausbildungsbetrieb für jeden Auszubildenden zu Beginn der Ausbildung erstellt wird und der alle Einsatzorte und alle Einsatzzeiten über den gesamten Ausbildungsverlauf enthält, verantworten die Träger der praktischen Ausbildung und ist wie geplant einzuhalten.

4.10 Freistellung vom Unterricht

Die Auszubildenden sind für den Unterricht der Pflegeschule freizustellen. Sie müssen durch den Besuch der Schule verursachte »Fehlzeiten« nicht nacharbeiten.

4.11 Arbeit während der Theoriephasen

Während der Theoriephasen müssen Sie nicht arbeiten. Auch sind während der Unterrichtsblöcke keine Wochenenddienste abzuleisten. Sollte der Unterricht an einzelnen Tagen stattfinden, sind weder vor noch nach dem Unterricht Einsätze in der Einrichtung einzuplanen. Nachtarbeit unterliegt dem Arbeitszeit- und dem Jugendschutzgesetz. Erst in der zweiten Hälfte der Ausbildungszeit sollen Nachtdienste abgeleistet werden. Diese dürfen 120 Stunden nicht überschreiten.

4.12 Mitbestimmungsrechte und Pflichten

Sie fragen sich, welche Rechte und Pflichten Sie haben? Die Pflichten wirken stark in die praktische Pflegeausbildung ein.

Durch die gesetzlich geregelte Mitbestimmung haben Arbeitnehmer*innen die Möglichkeit, über die Wahl von Betriebs- und Personalräten die Rahmenbedingungen für ihre Arbeit mitzugestalten und auf notwendige Veränderungen hinzuwirken. Dieses Recht wird auch Auszubildenden gewährt, für die zudem eine Jugend- und Auszubildendenvertretung gewählt werden kann. Grundlage hierfür ist das Betriebsverfassungsgesetz bzw. das Personalvertretungsgesetz. Auszubildende werden durch die Mitbestimmungsorgane in der Ausbildungseinrichtung vertreten.

In einem Ausbildungsverhältnis besteht die Pflicht, regelmäßig am theoretischen und praktischen Unterricht teil- und die praktischen Einsätze wahrzunehmen. Ergänzend müssen Sie einen schriftlichen Ausbildungsnachweis führen sowie an vorgeschriebenen Veranstaltungen der Pflegeschule teilnehmen. Sie sind zur Sorgfalt, zur Einhaltung der Schweigepflicht und zur Wahrung der Rechte der zu pflegenden Menschen verpflichtet.

Sie haben in Ihrer Ausbildungseinrichtung Stimmrecht. Betriebliche Mitbestimmung ist für die Beschäftigten einer Einrichtung das wichtigste Instrument, um die Gestaltung des Arbeitsplatzes bzw. die Beschäftigungsbedingungen direkt im Unternehmen zu beeinflussen. Ein gewählter Betriebsrat bzw. eine gewählte Mitarbeitervertretung haben weitreichende Mitbestimmungsrechte. Dies ist durch das Betriebsverfassungsgesetz festgelegt, das allgemeine Gültigkeit hat.

4.12.1 Pflichten der Auszubildenden

Gleichzeitig haben Sie Pflichten, die § 17 PflBG vorgibt und denen Sie nachkommen müssen. Als Auszubildende haben Sie sich zu bemühen, die in § 5 genannten Kompetenzen zu erwerben, die erforderlich sind, um das Ausbildungsziel zu erreichen. Sie sind insbesondere verpflichtet:

1. an den vorgeschriebenen Ausbildungsveranstaltungen der Pflegeschule teilzunehmen,
2. die Ihnen im Rahmen der Ausbildung übertragenen Aufgaben sorgfältig auszuführen,
3. einen schriftlichen Ausbildungsnachweis zu führen,
4. die für Beschäftigte in den Einrichtungen nach § 7 geltenden Bestimmungen über die Schweigepflicht einzuhalten und über Betriebsgeheimnisse Stillschweigen zu wahren und
5. die Rechte der zu pflegenden Menschen zu achten.

4.13 Praxisanleitung und -begleitung

Die praktische Pflegeausbildung und die Form der Praxisanleitung soll kompetenz- und situations-, persönlichkeits- und wissenschaftsorientiert sein und zudem auf digitale Kompetenzen abzielen. In der Ausbildungs- und Prüfungsverordnung wird der Praxisanleitung ein bedeutsamer Stellenwert zugemessen.

Praxisanleitung
Praxisanleitende sind es, die in der praktischen Ausbildung eine zentrale Vermittlungsaufgabe übernehmen. Ihnen wird die Verantwortung für die praktische Ausbildung des pflegerischen Nachwuchses in die Hände gelegt.

Im Pflegeberufegesetz ist festgelegt, dass 10 Prozent der praktischen Ausbildung juristisch nachweisbar als Praxisanleitung stattfinden müssen. Praxisanleitende müssen ihre Anleitungs-/Ausbildungszeiten und ihre Koordinierungszeiten mit den Schulen als Bestandteil der tariflichen Arbeitszeit planen, dokumentieren und nachweisen und können diese zu einem Anteil nach der Pflegeberufe-Ausbildungsfinanzierungsverordnung (PflAFinV) monetär geltend machen.

Tipp
Wenn Sie sich für einen Ausbildungsbetrieb interessieren oder während der Pflegeausbildung in anderen Pflegeeinrichtungen ausgebildet werden, fragen Sie immer nach den konkreten Namen der verantwortlichen Praxisanleitenden, die für Sie zuständig sind. In meinem Buch »Praxisanleitung – gesetzeskonform, methodenstark & innovativ. So setzen Sie das Pflegeberufegesetz praktisch um« erläutere ich detailliert die Aufgaben von Praxisanleitenden. Es erschien 2022 bei der Schlüterschen Fachmedien GmbH in Hannover.

Praxisbegleitung
In der Regel einmal pro Praxiseinsatz findet die sogenannte Praxisbegleitung statt, zu der eine Lehrkraft (meist Kursleitung) in den Praxislernort kommt. Dies dient einer Lernstandserhebung und dem Gelingen des Theorie-Praxis-Transfers, aber auch dem informellen Austausch zwischen Praxisanleitung, Lehrkraft und Auszubildender.

4.14 Übung: Rahmenpläne

Recherchieren Sie: Die Rahmenpläne der Fachkommission nach § 53 PflBG für den theoretischen und praktischen Unterricht und die Rahmenausbildungspläne für die praktische Ausbildung können Sie auf der Homepage des BiBB herunterladen: https://www.bibb.de/dienst/publikationen/de/16560

- Machen Sie sich mit den CE (curricularen Einheiten) vertraut.
- Suchen Sie im zweiten Teil die Rahmenausbildungspläne für die praktische Ausbildung.
- Lesen Sie die Hinweise für die einzelnen Pflegeeinsätze.
- Machen Sie sich mit den Titeln der einzelnen CE vertraut.
- In der Anlage finden Sie auch die Stundenverteilung auf die einzelnen Ausbildungsdrittel.

4.15 Übung: Praktische Pflegeausbildung

Damit Sie sich auskennen: Recherchieren Sie, welches Ministerium in Ihrem Bundesland für die Pflegeberufeausbildung und welche Behörde für die Praxisanleitung zuständig ist.

Machen Sie sich bewusst, welchen Herausforderungen Sie während der praktischen Pflegeausbildung gegenüberstehen. Verdeutlichen Sie sich

- Einsatzorte,
- Einsatzzeiten,
- Ausbildungsplan,
- zu pflegende Personengruppen,
- Probezeit,
- Zwischenprüfung und
- staatliche Prüfungen zum Ausbildungsende.

4.16 Übung: Begriffe zum Lernen

Befassen Sie sich mit den Konstruktionsprinzipien der Rahmenausbildungspläne für den Lernort Praxis, siehe Rahmenpläne[6] und definieren Sie das Lernen in Situationen anhand von Beispielen nach der folgenden Struktur:

- situationsorientiertes Lernen
- arbeitsorientiertes Lernen
- arbeitsverbundenes Lernen
- arbeitsgebundenes Lernen

Überlegen Sie, an welchen Lernorten der Pflegeausbildung Sie als Auszubildende tätig werden können und suchen Sie Beispiele.

---

6 Fachkommission nach § 53 Pflegeberufegesetz: Rahmenpläne der Fachkommission nach § 53 PflBG. 2. Aufl. o. O. 2020a, S. 16ff. https://www.bibb.de/dienst/publikationen/de/16560

4.17 Check: Exemplarisches Lernen, Lernsituationen, Lernaufgaben

Tab. 7: Unterscheiden Sie zwischen exemplarischem Lernen, Lernsituationen und Lernaufgaben

Ich reflektiere:	Trifft gar nicht zu	Trifft teilweise zu	Trifft voll zu
1. Ich kenne das betriebliche Ausbildungskonzept meines Ausbildungsträgers.			
2. Mir sind alle Lernorte, an denen meine praktische Pflegeausbildung stattfindet, bekannt.			
3. Ich habe eine Vorstellung davon, was unter exemplarischem Lernen verstanden wird.			
4. Mir ist bewusst, dass ich exemplarisches Lernen während der Pflegeausbildung beherrschen muss.			
5. Ich habe die bundeseinheitlichen Rahmenpläne und die Begleitmaterialien dazu im Internet gesichtet und ich verstehe die Struktur der CE.			
6. Mir ist die Situationsorientierung zum praktischen Lernen ein Begriff und mir ist bewusst, dass ich praktisch nur in ausgewählten Schwerpunkten lernen kann.			
7. Ich bin bereit, generelles Wissen aus den ausgewählten Lernsituationen zu ziehen, das ich auf andere Situationen übertragen kann.			
8. Meine Lernbereitschaft ist grundsätzlich gut.			
9. Mein individueller Ausbildungs(verlaufs)plan wurde mir zu Beginn meiner Ausbildung (von meiner Praxisanleitung) ausgehändigt und erklärt.			
10. Ich beteilige mich aktiv an der Auswahl und Umsetzung von kompetenzorientierten Arbeits- und Lernaufgaben.			
11. Über meine Mitbestimmungsrechte und meine Pflichten während der praktischen Pflegeausbildung bin ich bestens informiert.			

5 Diversität und Interdisziplinarität

Eine diskriminierungsfreie Pflege bewirkt Frieden, eine gute Arbeits- und Lebensqualität und befolgt unsere Grundrechte.

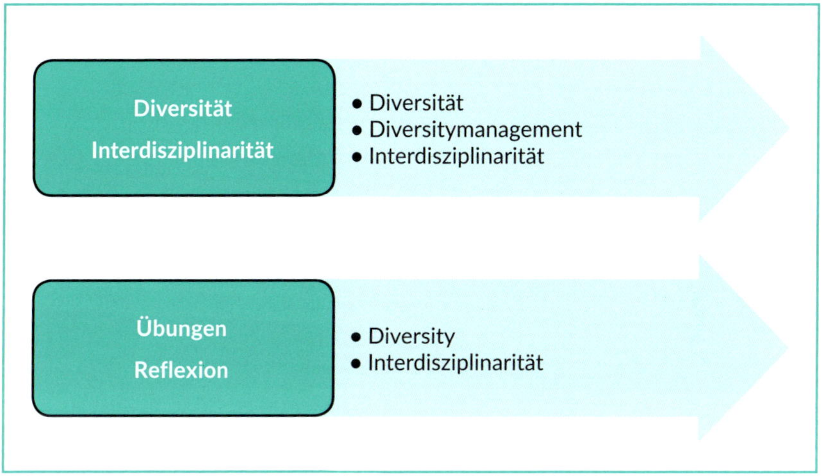

Abb. 13: Das Kapitel im Überblick.

Der Anspruch an Sie als Auszubildende der Pflege ist es, diskriminierungsfrei zu pflegen. Das lässt sich leicht sagen, aber bei der Umsetzung stößt man schnell auf Vorurteile, unterschiedliche Wertvorstellungen oder auf eine mangelnde Toleranz.

»Insbesondere in der häuslichen Pflege gibt es nichts, was es nicht gibt. Man bekommt natürlich in den Wohnungen der Menschen mit, wie sie leben und was sie so tun. Da musste ich schon oft schlucken. Den Lebensraum der Menschen tolerieren zu lernen, ist ein wesentliches Kriterium in der ambulanten Pflege. Das kann nicht jeder.« (Charlotte, Auszubildende, 1. Ausbildungsjahr)

5.1 Diversität

Diversität bedeutet Vielfalt und Vielfältigkeit. Synonym zu Diversität/Diversity werden häufig auch die Begriffe Heterogenität, Unterschiedlichkeit, Verschiedenheit, Mannigfaltigkeit und Differenz verwendet.

Der Pflegeberuf ist stark geprägt von Diversität. Die Beschäftigten in der Pflege sind sehr divers und heterogen zusammengesetzt. Auch die Menschen mit Pflegebedarf zeichnen sich durch eine große Diversität aus. Wer in der Pflege arbeitet, begegnet pflegebedürftigen Menschen mit unterschiedlichen sexuellen Orientierungen, Hautfarben, Religionen, Kulturen, usw.

Für alle Menschen ist eine diversitätssensible Pflege wichtig, die Autonomie und Selbstbestimmung ermöglichen.

Um dem Pflegefachkraftmangel zu begegnen, setzt die Bundesregierung seit Jahren auf den Zuzug von ausländischen Pflegekräften. Auch interessieren sich zunehmend Flüchtlinge für eine Arbeit in der Pflege in Deutschland. Beides führt dazu, dass der Anteil von Beschäftigten mit einem Migrationshintergrund zunimmt.

Die ungleiche Geschlechterverteilung, die Veränderungen in der Altersstruktur, der Anteil ausländischer Pflegekräfte und der ungleichartige Beschäftigungsumfang begünstigen die Heterogenität und Vielfalt von Pflegeteams in der Krankenpflege und Altenpflege.

»Uns begegnen menschenverachtende Sicht- und Verhaltensweisen und Diskriminierung aufgrund der Religion, der sozialen oder ethnischen Herkunft, des Geschlechts, körperlicher Merkmale, der politischen Weltanschauung und der sexuellen Orientierung. Der Pflegeberuf erfordert von uns Toleranz und Akzeptanz. Wir müssen eine diskriminierungsfreie Pflege realisieren und sicherstellen. Dazu bedarf es einer Horizonterweiterung und das Hinterfragen von Vorurteilen.« (Monika Dessler, Pflegepädagogin, Leiterin einer Pflegeschule)

5.2 Diversity Management in der Pflege: Definition und Ziele

Pflegeeinrichtungen sollen Diversity Management implementiert haben und praktizieren.

Definition **Diversity Management**

Diversity Management bezeichnet die Erschließung, Anerkennung und Nutzbarmachung von Diversität in Unternehmen. Im Vordergrund steht die Nutzung der kulturellen Heterogenität (Diversität) und die Verringerung der Diskriminierung, sowie die Begünstigung der Chancengleichheit unterschiedlichster Gruppen.

Im Diversity Management werden Individuen nicht isoliert betrachtet, sondern es wird ihre jeweilige Zugehörigkeit zu einer (sub-)kulturellen Gruppe bzw. Dimension wahrgenommen und als Ressource geschätzt. Die Dimensionen im Diversity Management umfassen die primären (unveränderbaren) Dimensionen, wie z. B. Geschlecht, Alter, Herkunft, Hautfarbe, sexuelle Orientierung und psychische und physische Fähigkeit, sowie die sekundären (veränderbaren) Dimensionen wie Bildungsgrad, Religion, Arbeitsbereich etc.

5.3 Diversity Management in der Pflege

Unsere Gesellschaft ist bunt und vielfältig. Um dieser zunehmenden Vielfalt gerecht zu werden und um passende Angebote vorhalten zu können, müssen deren Bedürfnisse und Eigenschaften wie Alter, Geschlecht, sexuelle Orientierung, geschlechtliche Identität, Weltanschauung etc. berücksichtigt werden. Für Gesundheitseinrichtungen wird deshalb ein Diversity Management zukünftig unerlässlich sein.

Indem Diversity Management Offenheit und die Wertschätzung von vielfältigen Beschäftigten fördert, unterstützt es Gesundheitsunternehmen, sich Fachkräften und Talenten als attraktiver Arbeitgeber zu präsentieren. Mittels Diversity Management lassen sich aber auch Dienstleistungen auf die zunehmend heterogenen Patienten- oder Heimbewohnergruppen einstellen und gänzlich neue Zielgruppen erschließen.

Diversity Management wirkt auch nach innen, in den Betrieb hinein, es wirkt aber auch für Sie persönlich: Es erhöht die Zufriedenheit, die Loyalität und damit schließlich auch Ihre Leistungsfähigkeit. Im Pflegeberuf sind Sie mit einer ausgeprägten Diversität konfrontiert. Von Ihnen wird erwartet, dass Sie diversitätssensibel arbeiten. Dies können Sie erlernen.

5.4 Beispiel: Diverse sexuelle Orientierungen

Die Ausprägung diverser Lebensstile soll hier am Beispiel der Sexualität beispielhaft erläutert werden.

Beispiel **Finn's Entsetzen**

Als Finn seinen Pflichteinsatz in der stationären Langzeitpflege hatte, war er schockiert. Er lernte einen Bewohner kennen, der seine Sexualität sehr aktiv gleichermaßen mit wechselnden Frauen und Männern praktiziert. Finn war entsetzt. Dieses Verhalten entsprach nicht seiner Werteordnung. Finn hatte Probleme damit, diesem Bewohner freundlich und offen zu begegnen. Finn befasste sich daraufhin mit unterschiedlichen sexuellen Orientierungen und versuchte, seine Vorurteile zu überwinden.

Die folgenden Definitionen beschreiben sexuelle Orientierungen und Ausrichtungen. Viele dieser Begriffe sind nicht geläufig. Menschen sind verschieden. Menschen lieben verschieden, hassen verschieden und empfinden Sexualität und romantische Orientierung unterschiedlich.

- **LSBTI, LGBTIAQ:** LSBTI und LGBTIAQ ist die Abkürzung für Lesben, Schwule, Bisexuelle, Trans* und Inter*. Lesben. Schwule und Bisexuelle fallen in das Spektrum sexueller Vielfalt. Trans* und Inter* in das Spektrum geschlechtliche Vielfalt. Mittlerweile wird LSBTI häufig um die Buchstaben AQ* für asexuell und queer ergänzt.
- **Heteronormativität:** Von »Heteronormativität« spricht man, wenn Heterosexualität, also die Sexualität zwischen Mann und Frau sowie die damit verbundene Zweigeschlechtlichkeit, als Norm behandelt wird.
- **Heterosexualität:** Heterosexualität ist eine von mehreren sexuellen Orientierungen oder sexuellen Identitäten. Als heterosexuell werden Frauen bezeichnet, die sich ausschließlich von Männern angezogen fühlen und Männer, die ausschließlich Frauen lieben und begehren. Heterosexualität gilt als Norm. Genau das hat zur Folge, dass Menschen mit anderen sexuellen Identitäten oftmals tabuisiert, diskriminiert oder gar angegriffen werden.

- **Homosexualität:** Homosexuelle Menschen lieben und begehren ausschließlich Menschen des gleichen Geschlechts. Weit verbreitet ist die Bezeichnung »lesbisch« bei Frauen bzw. »schwul« bei Männern.
- **Bisexualität:** Bisexuelle Menschen begehren und lieben Menschen unabhängig von deren Geschlecht.
- **Pansexualität, Omnisexualität:** Pansexualität oder auch Omnisexualität genannt, ist ähnlich wie die Bisexualität. Man fühlt sich zu allen Geschlechtern gleich sexuell und/oder emotional angezogen. Für pansexuelle Menschen zählen noch mehr die geschlechtsunabhängigen Faktoren, wie Charaktereigenschaften, der Humor oder einfach die Ausstrahlung einer Person.
- **Trans*:** Trans* bedeutet, dass ein Mensch sich nicht dem Geschlecht zugehörig fühlt, das sein Körper angibt. Das Sternchen dient dabei als Platzhalter für verschiedene mögliche Endungen und ist ein von der trans*-Community geprägter Sammelbegriff. Er soll der Vielfalt an transgeschlechtlichen Identitäten gerecht werden. Häufig wird der Begriff »Transsexualität« verwendet. Viele Menschen finden aber, dass der Begriff »Transsexualität« Sexualität betont, obwohl es um das Geschlecht geht.
- **Inter*:** Überbegriff für unterschiedliche körperliche Geschlechtsausprägungen, die sich einer eindeutigen medizinischen Kategorisierung als »männlich« oder »weiblich« entziehen. Intergeschlechtliche Menschen oder Inter* haben Körper, die sich hinsichtlich verschiedener Merkmale nicht eindeutig den anerkannten Geschlechtskategorien »männlich« und »weiblich« zuordnen lassen. Häufig wird die Bezeichnung »intersexuell« verwendet. Mittlerweile werden die Begriffe »intergeschlechtlich« und Inter* bevorzugt, um zu betonen, dass sich Intergeschlechtlichkeit auf das Geschlecht und den Körper bezieht und nichts mit Sexualität zu tun hat.
- **Asexuell:** Asexuell ist das Nicht-Vorhandensein sexueller Anziehung oder Verlangen zu anderen Menschen. Asexualität ist eine gleichwertige Form der Sexualität, wird aber leider oft pathologisiert, d. h. das Nichtvorhandensein sexuellen Begehrens gilt als »krank«.
- **Queer:** Einen weiteren Begriff, den wir im Zusammenhang mit sexueller und geschlechtlicher Vielfalt gelegentlich hören, ist queer. Queer beschreibt eine Person, deren sexuelle Orientierung oder deren Geschlechtsidentität von gesellschaftlichen Normen abweicht. Queer kann auch auf

Praktiken und gesellschaftliche Positionen verweisen, welche die zweigeschlechtlichen und heterosexuellen Normen in Frage stellen.

- **Cisgender:** Cisgender bezeichnet die Übereinstimmung von der Geschlechtsidentität und dem Geschlecht, das einer Person bei der Geburt zugewiesen wurde. Die Beurteilung erfolgt dabei zumeist anhand der sichtbaren körperlichen Geschlechtsmerkmale. Die Übereinstimmung von Geschlecht und Identität bezieht sich nicht auf die sexuelle Identität oder sexuelle Orientierung einer Person.

5

Respektvoll und wertfrei

Der Anspruch an Pflege ist: Pflege wird mit Respekt und ohne Wertung des Alters, der Hautfarbe, des Glaubens, der Kultur, einer Behinderung oder Krankheit, des Geschlechts, der sexuellen Orientierung, der Nationalität, der politischen Einstellung, der ethnischen Zugehörigkeit oder des sozialen Status ausgeübt.

5.5 Interdisziplinarität

Interdisziplinär bedeutet, Methoden und Denkweisen einer anderen Fachrichtung einzubinden und zu nutzen. Wesentlich für eine übergreifende Zusammenarbeit ist der Verständigungsprozess, der über Fachgrenzen hinweg stattfindet. Gemeinsam werden Probleme analysiert und Lösungen gefunden.

Definition **Interdisziplinarität**

Interdisziplinäres Arbeiten ist die Fähigkeit, innovative Produkte, Dienstleistungen und Problemlösungen mittels fachübergreifender Zusammenarbeit zu entwickeln. Idealerweise helfen dabei unterschiedliche Methoden, Perspektiven und Handlungsansätze.

»Im Pflegeberuf spielt Interdisziplinarität eine große und wesentliche Rolle. Interdisziplinarität erleichtert den Aufbau breiter professioneller Netzwerke, fördert eine klare Kommunikation, weil sich die Teammitglieder unterschiedlicher Disziplinen etwaiger Missverständnisse bewusstwerden und eine gemeinsame Sprache entwickeln.« (Kerstin Langemann, Praxisanleitende in der Langzeitpflege)

In interdisziplinären Teams steht das fachübergreifende Miteinander im Fokus. Diese Teams arbeiten vorwiegend an komplexen Krankheitsbildern oder Versorgungskonzepten und besprechen gemeinsam Strategien und Maßnahmenpakete für die Patientenbehandlung. Dort, wo es sinnvoll erscheint, werden Standards definiert. Interdisziplinäres Arbeiten ermöglicht:

- dass unterschiedliche Fachrichtungen mit unterschiedlichen Zielen und spezifischen Methoden und Fachsprachen gemeinsam versuchen, sich zu verstehen und ein gemeinsames Ziel zu verfolgen,
- dass sich Menschen unterschiedlicher Kultur, mit verschiedenen Wertvorstellungen und Denkweisen von Vorurteilen freimachen,
- dass eine gemeinsame und gewaltfreie Kommunikation möglich ist, trotz Statusunterschieden, Hierarchien, unterschiedlichen Vorstellungen von Führung,
- gemeinsame Kenntnisse und die Bereitschaft gemeinsam zu analysieren, Verständnis zu entwickeln und Lösungen zu finden.

5.6 Übung: Diversität

Allgemeines Gleichbehandlungsgesetz (AGG)

Mit dem AGG hat der Gesetzgeber eine Grundlage geschaffen, die den Schutz und die Förderung von Diversität sichert. Das AGG trat am 18. August 2006 in Kraft. Es regelt den Schutz vor Diskriminierung aus rassistischen Gründen oder wegen der ethnischen Herkunft, des Geschlechts, der Religion oder Weltanschauung, einer Behinderung, des Alters oder der sexuellen Identität durch private Akteure (z. B. Arbeitgeber, Vermieter, Anbieter von Waren und Dienstleistungen).

Das eigene Menschenbild und eigene Lebensweisen gelten häufig als so selbstverständlich, dass sie kaum in Frage gestellt oder mit anderen Sichtweisen verglichen werden. Setzen Sie sich kritisch mit Ihrer eigenen Sichtweise und deren anderer Menschen auseinander. Zunächst sind eigene Werte zu klären.

- Überlegen Sie, welchen sexuellen Orientierungen, Religionen, Kulturzugehörigkeiten, Hautfarben, Sprachen oder Altersgruppen sind Sie grundsätzlich positiv zugewandt und welche lehnen Sie innerlich ab?
- Wie und wodurch begründen Sie Ihre Vorlieben und Ablehnungen?
- Wie werden Sie zu einer diskriminierungsfreien Haltung im Pflegeberuf kommen?
- Welche Übungen und Weiterbildungen werden Sie in diesem Zusammenhang wahrnehmen?

5.7 Übung: Interdisziplinarität

Üben Sie, interdisziplinär zu denken. Berücksichtigen Sie dazu gedanklich Ansätze aus unterschiedlichen Fachrichtungen und lassen Sie sie in Ihre Entscheidungsfindung einfließen.

- Notieren Sie zu einem Ihnen bekannten zu Pflegenden in einer komplexen Pflegesituation alle am Pflegeprozess beteiligten Personen und Berufsgruppen.
- Reflektieren Sie, mit welchen Personen Sie eine aktive Kommunikation praktizieren.
- Reflektieren Sie: Üben Sie praktisch einen aktiven Austausch mit allen beteiligten Berufsgruppen.
- Trauen Sie sich zunehmend die Kommunikation mit Ärzt*innen und Angehörigen zu. Dies ist eine ebenso bedeutende Kompetenz im Pflegeberuf, wie eine pflegerische Intervention.
- Trauen Sie sich zunehmend im Fallbesprechungen und Übergaben Ihre zu Pflegenden vorzustellen.

5.8 Check: Diversität und Interdisziplinarität

Tab. 8: Wie gut kennen Sie Diversität und Interdisziplinarität?

Ich reflektiere:	Trifft gar nicht zu	Trifft teilweise zu	Trifft voll zu
1. Der Begriff Diversität ist mir bekannt und vertraut.			
2. Ich bin sensibel für Diskriminierungen.			
3. Eine diskriminierungsfreie Pflege liegt mir am Herzen.			
4. Diversity Management ist mir bekannt und ich beteilige mich aktiv an dieser Strategie.			
5. Ich hinterfrage meine Vorurteile nach Ursachen und bin bestrebt an meinen Vorurteilen zu arbeiten.			
6. Der Begriff Interdisziplinarität ist mir bekannt und ich kann diesem sprachlich richtig nutzen.			
7. Ich beteilige mich an interdisziplinären Besprechungen, Fallkonferenzen und anderen Terminen.			
8. Ich übe mit anderen Auszubildenden interdisziplinäre Besprechungen.			

6 Selbstsorge, Selbstpflege, Resilienz, Gesundheitsmanagement

Sorgen Sie für sich, bevor Sie für andere sorgen.

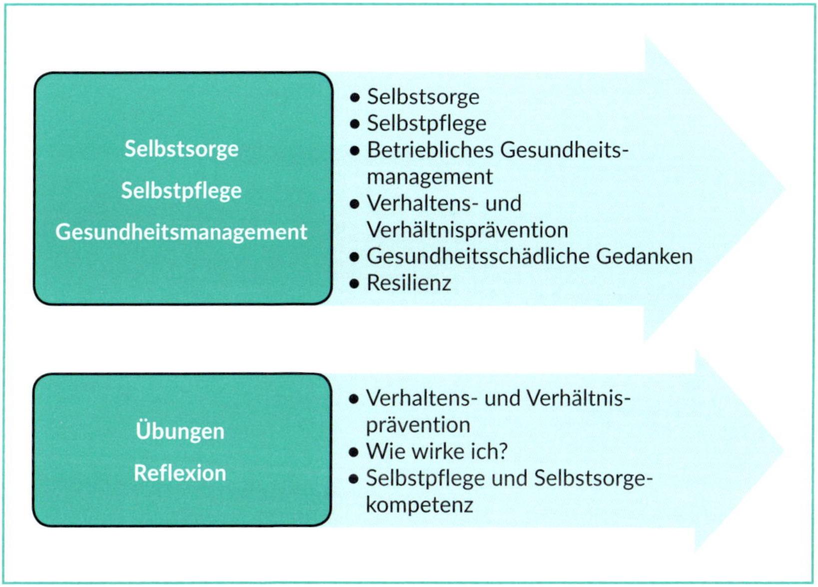

Abb. 14: Das Kapitel im Überblick.

»Als ich meine Pflegeausbildung begonnen habe, habe ich mich stark und unverletzlich gefühlt. Dann wurde ich eines Besseren belehrt. Wir hätten schon in der Ausbildung viel mehr über die eigene Gesundheit und Gesundheitsförderung lernen müssen. Das war damals kaum Thema. Wir haben zwar gelernt, wie man andere Menschen pflegt und dass wir immer stark und einsatzbereit sein sollen.

Als ich dann selbst krank war, fiel es mir schwer zu erlernen, wie ich gesundheitsfördernde Dinge in mein Leben integrieren kann.« (Eine Pflegekraft, die namentlich nicht genannt werden möchte und zwei Jahre wegen Burnout nicht arbeitsfähig war.)

6.1 Selbstsorge und Selbstpflege

Nur wenn Sie gut für sich selbst sorgen, können Sie auch für andere da sein.

Sie möchten in einem Beruf arbeiten, bei dem Sie sich um andere Menschen sorgen und andere Menschen pflegen. Die wesentliche Grundlage dazu stellen gute Kenntnisse und lebenslange Aktivitäten zu einer gelungenen Selbstsorge und Selbstpflege dar. Die praktische Pflegeausbildung ist herausfordernd und anstrengend. Überschätzen Sie sich nicht.

Sind Sie der Meinung, dass Sie selbstverantwortlich für Ihr Leben und Ihre Lebensgestaltung sind?

6.1.1 Selbstsorge

Ist Ihnen bewusst, ein Selbst zu sein? Die Sorge um sich selbst ist schon lange im Bewusstsein von Philosophen und anderen Wissenschaftlern vorhanden. Am Anfang steht bei jedem Menschen die Sorge um die eigene Person mit der Erforschung der eigenen Bedürfnisse und Wünsche. Eine aktive und selbstbestimmte Lebensplanung und gute Gesundheit setzen klare Ziele voraus. Bei der Erforschung der eigenen Möglichkeiten der Ziele hilft Ihnen die angewandte Selbstsorge.

Die Selbstsorge ist jedoch mehr als nur eine Sorge um sich und sein Wohlbefinden. Sie ist das genaue Gegenteil von einem falsch verstandenen Egoismus. Bevor wir auf unsere Mitmenschen zugehen, gemeinsam handeln und sie sinnvoll unterstützen können, ist es erforderlich, auf uns selbst – die eigene Person vertrauen zu können. Es ist wichtig, unsere eigenen Grenzen und eigenen Entwicklungspotenziale zu kennen.

Definition **Selbstsorge**

Selbstsorge umfasst Verhaltensweisen sich selbst und den anderen gegenüber: wie man die Welt betrachtet, wie man Handlungen ausführt, wie man sich auf andere bezieht. Der Kern der Selbstsorge ist die kontinuierliche Bereitschaft zur Selbstreflexion und zur Blickveränderung.

Die Selbstsorge oder auch Selbstfürsorge ist ein lebenslanges Projekt, da sie unsere Einstellung zum Leben bestimmt. Wer »selbstlos« ist, kann im Pflegeberuf und im gesamten Leben nicht wirklich erfolgreich wirken. Die Fürsorge, die wir uns selbst zukommen lassen sollten, ist nicht als Option für Zeiten der Unsicherheit oder Krankheit gedacht. Sie meint vielmehr eine grundsätzliche Haltung, mit der wir uns selbst und anderen in einem unsicheren Leben begegnen können. Das Wissen um sich selbst können Sie in Bezug zu anderen für die eigene Entwicklung nutzen. Nur wenn Sie gut für sich selbst sorgen, können Sie auch für andere da sein. Das Ausmaß und die Möglichkeiten der Selbstsorge sind Ihnen vielleicht noch nicht so bekannt, je jünger Sie sind.

Tipp

Beginnen Sie heute mit der Fokussierung darauf, dass Sie selbstverantwortlich sind für Ihr Leben und Ihre Leistungen. Je mehr Ihnen dies gelingt, desto freier und selbstbestimmter werden Sie sich fühlen.

6.1.2 Selbstpflege

In der Ausbildung werden Sie, insbesondere bei den Pflegemodellen, einiges über Selbstpflege erlernen. Angelehnt an das Modell der Selbstpflege nach Dorothea E. Orem, die sich mit Selbstpflege und Selbstpflegekompetenz beschäftigt hat.[7]

Definition **Selbstpflege**

Allgemein versteht man unter der Selbstpflege alle gezielten und bewussten Handlungen, die ausgeübt werden, um Gesundheit und Wohlbefinden zu erlangen, zu erhalten oder wiederherzustellen.

Die Selbstpflegekompetenz beschreibt die Fähigkeit, den Bedarf an Selbstpflege richtig einzuschätzen, die Entscheidung zur Durchführung der Tätigkeiten richtig zu treffen, die ordnungsgemäße Durchführung der Tätigkeiten sowie die Überprüfung ihrer Effizienz. Durch Krankheit kann die Selbstpflegekompetenz eingeschränkt oder auch ganz verloren sein, sodass fremde Hilfe erforderlich ist, die durch Pflegende oder Angehörige erfolgen kann.

Tipp

Sie können Ihre Gesundheit und Ihr Wohlbefinden verbessern, wenn Sie Ihr Selbst pflegen. Schätzen Sie Ihre eigene Selbstpflegekompetenz ein. Seien Sie ehrlich. Wie kompetent sind Sie bei der Pflege Ihrer eigenen Person?

---

7 Vgl. Orem D E (1997): Strukturkonzepte der Pflegepraxis. Ullstein Mosby, Berlin/Wiesbaden.

6.2 Gesundheitsförderung und Krankheitsprävention

Pflegekräfte haben bedingt durch die beruflichen Herausforderungen erhöhte gesundheitliche Risiken.

Kennen Sie den Unterschied zwischen Gesundheitsförderung und Krankheitsprävention?

- **Gesundheitsförderung:** Gesundheit will aktiv gefördert werden, sonst geht sie verloren. Das bedeutet für den Pflegeberuf: Wer pflegt, hat ein Recht auf Zeiten, zu denen er gezielt seine eigene Gesundheit fördert. Anstatt sich diese Zeiten heimlich, unbewusst oder mit schlechtem Gewissen zu nehmen, sollten auch Sie als Auszubildende überlegen, was ihnen guttut, wie Sie gesund bleiben und reflektieren, ob Sie über ein ausgewogenes Selbstpflege- und Selbstsorgepotenzial verfügen.
- **Krankheitsprävention:** Anders als bei der Gesundheitsförderung, die die Gesundheit im Fokus hat, bezieht sich die Krankheitsprävention gezielt auf Maßnahmen und Aktivitäten, um Krankheiten oder gesundheitliche Schädigungen zu vermeiden, das Risiko der Erkrankung zu verringern oder ihr Auftreten zu verzögern. Krankheitsprävention befasst sich zumeist mit dem Verhindern von Erkrankungen, aber auch mit dem Vermeiden von Verschlimmerungen.

6

Während es bei der Prävention um die Verringerung und Vermeidung von Risikofaktoren geht, will die Gesundheitsförderung vor allem die Schutzfaktoren erhöhen und die gesundheitlichen Lebensbedingungen stärken.

Info
Seit dem Inkrafttreten des Pflegepersonal Stärkungsgesetzes 2019 stellen Krankenkassen für die Gesundheitsförderung in Krankenhäusern und Pflegeheimen jährlich mehr als 70 Millionen Euro zusätzlich bereit.

6.3 Betriebliches Gesundheitsmanagement

Unter Betrieblichem Gesundheitsmanagement (BGM) versteht man die systematische und strukturierte Entwicklung, Planung und Lenkung betrieblicher Strukturen und Prozesse, mit dem Ziel die Gesundheit der Beschäftigten zu erhalten und zu fördern.

Info

BGM umfasst die Bereiche des Gesundheits- und Arbeitsschutzes, des betrieblichen Eingliederungsmanagements für Mitarbeitende und Auszubildende, die erkrankt sind oder waren, sowie die Personal- und Organisationspolitik. BGM schließt alle im Betrieb durchgeführten Maßnahmen zur Stärkung der gesundheitlichen Ressourcen ein.

Pflegeeinrichtungen betreiben in sehr unterschiedlichem Engagement betriebliches Gesundheitsmanagement. Vielen Personal- und Ausbildungsverantwortlichen ist die Bedeutung der Förderung der Gesundheit ihrer Mitarbeitenden und Auszubildenden noch nicht in ausreichendem Maße bewusst. Dies liegt vor allem daran, dass der ständige Mangel an Mitarbeitenden ein strategisches Gesundheitsmanagement fast unmöglich macht und kurz- und langfristige unterstützende Maßnahmen nicht geplant werden oder zum Tragen kommen.

»Am schlimmsten habe ich auf Dauer das ständige Einspringen empfunden. Immer wieder rief man mich an, wenn Kolleginnen krank waren. Ich hatte nachher gar kein geplantes Frei mehr.« (Eine Pflegekraft, die namentlich nicht genannt werden möchte und zwei Jahre wegen Burnout nicht arbeitsfähig war)

Die Gesundheitsförderung ist ein wichtiger Baustein im Betrieblichen Gesundheitsmanagement. Dazu gehört alles, was Gesundheit und Wohlbefinden am Arbeits- und Ausbildungsplatz verbessert. Es gibt ein breites Spektrum an Dienstleistungen und Aktionen in den Bereichen Bewegung, Herz-Kreislauf, Stressbewältigung, Ernährung, Sucht- und Präventivmedizin.

Tipp

Erfragen Sie in Ihrem Ausbildungsbetrieb, welche Maßnahmen und Möglichkeiten das Betriebliche Gesundheitsmanagement (BGM) vorsieht.

»Gute Pflege will gepflegt werden. Das war unser Motto zum Internationalen Tag der Pflege am 12. Mai. Ich habe gedacht – an dem Motto ist was dran. Nur wenn ich selbst fit bin, kann ich anderen Menschen helfen.« (Mahari, Auszubildende, 3. Ausbildungsjahr)

6.4 Verhaltens- und verhältnispräventive Maßnahmen

»Psychische Belastungen, Schichtdienst, Personalmangel, großer Verantwortung und permanenten Arbeitsunterbrechungen – der Arbeitsalltag in der Pflege fordert und überfordert. Es wird immer schlimmer. Lange habe ich gedacht, das sind nur die Rahmenbedingungen und mein Arbeitgeber kriegt es nicht hin – also die Verhältnisse sind schuld. Je älter ich werde, desto mehr wird mir bewusst, dass ich mit meinem eigenen Verhalten zu dem Dilemma beigetragen habe.« (Eine Pflegekraft, die namentlich nicht genannt werden möchte und zwei Jahre wegen Burnout nicht arbeitsfähig war)

»Die meisten unserer Auszubildenden haben bei Problemen den Blick auf die Verhältnisse. Sie haben das Gefühl, die Ursache der Probleme liegt bei den anderen oder bei den Rahmenbedingungen. Das ist zwar oft auch so, aber die Auszubildenden müssten lernen auch ihr eigenes Verhalten zu überprüfen. Sie sollten lernen, wie sie durch ihr eigenes Verhalten Situationen positiv beeinflussen können.« (Monika Dessler, Pflegepädagogin, Leiterin einer Pflegeschule)

Ihnen sollte im Kontext Gesundheit und Prävention bewusst sein, dass Sie zwischen Verhalten und Verhältnissen unterscheiden sollten, um Zusammenhänge und Wirkweisen besser verstehen zu können.

Die **Verhältnisprävention** (strukturelle Prävention) will Einfluss auf Gesundheit bzw. Krankheit nehmen, indem sie Veränderungen der Rahmen- und Lebensbedingungen der Menschen anstrebt (Arbeit, Arbeitsplatz, Familie, Freizeit oder auch Umweltbedingungen), um diese möglichst risikoarm zu gestalten.

Die **Verhaltensprävention** nimmt Einfluss auf das individuelle Gesundheitsverhalten der einzelnen Person oder von Personengruppen. Durch Aufklärung oder Information, Stärkung der Persönlichkeit oder auch Sanktionen, soll der Einzelne dazu motiviert werden, Risiken zu vermeiden und sich gesundheitsförderlich zu verhalten, z. B. ausreichend bewegen, gesund ernähren, Kontakte pflegen.

6.5 Selbstpflege und -sorge

»Ich habe mich ständig verantwortlich gefühlt. Immer musste ich an meine Bewohner denken. Wenn ich nicht zum Dienst gehe, dann liegen die in ihrem Bett und keiner kommt.« (Eine Pflegekraft, die namentlich nicht genannt werden möchte und zwei Jahre wegen Burnout nicht arbeitsfähig war)

Gesundheit setzt sich aus den folgenden Bereichen zusammen:

- Psychische/mentale Gesundheit
- Organisationale Gesundheit (Planung, Zeiteinteilung, Über- und Unterforderung)
- Kognitive Gesundheit (Wahrnehmung, Lernen, Erinnern, Denken und Wissen in Zusammenhang) und
- Körperliche Gesundheit

Wenn Ihnen dies bewusst ist, werden Sie verstehen können, dass Sie in allen Bereichen für Ihre Gesundheit sorgen müssen.

Zehn Tipps für gelingende Selbstpflege und Selbstsorge

1. Lernen Sie sich möglichst gut selbst kennen und ziehen Sie Grenzen.
2. Lernen Sie, »nein« zu sagen.
3. Achten Sie auf eine gute Zeiteinteilung (Zeitmanagement).
4. Planen Sie mit entlastenden Diensten und anderen Helfern.
5. Lernen Sie Achtsamkeit, sodass Sie achtsam mit sich umgehen.
6. Halten Sie Pausen nicht für überflüssig, sondern legen Sie regelmäßig Pausen ein.
7. Lernen Sie, sich regelmäßig zu entspannen und nutzen Sie attraktive Entspannungsmöglichkeiten, die Ihnen liegen.
8. Pflegen Sie Sozialkontakte – der Mensch ist ein soziales Wesen und bedarf anderer Menschen.
9. Planen Sie totale Auszeiten. Besprechen Sie Ihren Urlaub mit dem Ausbildungsbetrieb vor und legen Sie am besten den Jahresurlaub für die gesamte Ausbildungszeit im Ausbildungsverlaufsplan fest.
10. Lernen Sie die Maßnahmen der körperlichen Selbstpflege kennen, z. B.: Schlaf, Bewegung, Dehnen, Sport, sich körperlich belasten und sich anschließend regenerieren, Yoga, Ruhe, gesunde Ernährung, Verzicht auf Drogen.

6.6 Klett- und Teflon Prinzip

Sie kennen es sicher: Anstatt den Fokus auf positive Dinge im Leben zu richten, konzentrieren Sie sich auf Dinge und Themen, mit denen Sie nicht zufrieden sind. Negative Gedanken können Ihrer Gesundheit schaden, vor allem, wenn sie zu intensiv sind.

Das führt dazu, dass Sie die positiven Dinge aus den Augen verlieren. Das ist ein natürliches Phänomen und damit sind Sie nicht allein, sondern allen Menschen geht es so. Die Wissenschaft spricht hier vom Klett- und Teflon-Prinzip.

Es ist leicht erklärt: Negative Gedanken bleiben an Ihnen haften wie Staubflusen an einem Klettverschluss. Ihre positiven Gedanken perlen hingegen viel zu häufig von Ihnen ab, wie von Teflon. Doch dies ist nicht das Ende der

Fahnenstange: Ihr Gehirn hat die Fähigkeit, sich zu verändern.[8] Das können Sie nutzen! Um den Fokus Ihres Gehirns vermehrt auf die positiven Dinge in Ihrem Leben zu richten, sollten Ihnen Ihre irrationalen Gedanken zunächst bewusstwerden.

Irrationalen Gedanken sind dem logischen Denken nicht zugänglich und schaden Ihrer Gesundheit und dem Glauben an sich Selbst. Irrationale Gedanken werden wie folgt beschrieben[9]:

Alles-oder-Nichts-Denken (z. B. bei Perfektionismus): *»Wenn ich in dieser Prüfung schlecht abschneide, brauche ich gar nicht erst weiterzumachen.« – »Nie mache ich etwas richtig.« – »Da blamiere ich mich jedes Mal.«*

Willkürliches Schlussfolgern (z. B. bei Selbstwertproblematik): *»Ich weiß, dass sie etwas gegen mich hat, denn sie hat mich kein einziges Mal angerufen.« – »Wenn sie mich richtig respektieren würde, dann wäre sie pünktlich gewesen.« – »Sie hat mich nicht gegrüßt, weil ich ihr egal bin.«*

Katastrophisieren (v. a. bei Depressionen, Angststörungen): *»Ich weiß, dass ich vor lauter Aufregung wieder nichts zustande bringe.« – »Was ist, wenn ich in der Arbeit einen schlimmen Panikanfall bekomme?« – »Ich bin die Erste, der gekündigt wird.«*

Emotionale Beweisführung (Weil ich so fühle, muss es wahr sein): *»Wenn meine Gedanken nicht stimmen würden, dann würde ich mich doch nicht so fühlen.« – »Wenn ich mich so fühle, weiß ich schon, dass das nichts wird.« – »Die lachen bestimmt alle über mich, weil ich mich so unsicher und dumm fühle.«*

Gedankenlesen (v. a. bei Selbstwertproblematik): *»Ich weiß genau, was die Praxisanleiter von mir halten.« – »So wie die mich anschauen, denken die bestimmt, dass ich schuld bin.« – »Wusste ich es doch! Sie haben mich schon immer gehasst.«*

---

[8] Vgl. Knappschaft (2023): Irrationale Gedanken. Übungen Stressbewältigung. https://magazin.knappschaft.de/uebungen-stressbewaeltigung/

[9] Vgl. ebd.

Übertriebene Verallgemeinerung (z. B. bei Selbstwertproblematik): *»Immer wird mir die Schuld zugeschoben!« – »Nie hört mir jemand zu!«*

Eingeengte Wahrnehmung auf das Negative: *»Ich habe einfach immer nur Pech in meinem Leben.«*

Leugnen des Positiven: *»Mich kann man nicht gut finden. Ich kann den Menschen nicht trauen.«*

Übertreiben von Fehlern, Katastrophisieren: *»Mir ist die Spritze aus der Hand gefallen…, was denken jetzt nur die anderen von mir? Das ist so fürchterlich peinlich, ich möchte am liebsten im Boden versinken.«*

Globale negative Selbstbewertung: *»Ich bin eine Auszubildende, da Praxisanleitende nie für mich Zeit haben.«*[10]

Tipp
Weitere hilfreiche Informationen zur Stressbewältigung finden Sie z. B. unter https://magazin.knappschaft.de/uebungen-stressbewaeltigung/

6.7 Ihre Wirkung auf andere

Damit Sie in Ihrem Verhalten und Auftreten sicher werden, müssen Sie lernen, realistisch zu reflektieren. Stellen Sie sich folgende Fragen:

- Wie wirke ich auf andere Menschen?
- Wie wirken meine Körperhaltung, Mimik, Gestik und Stimme?
- Wie und wann beeinflusst meine nonverbale Kommunikation den Kontakt zu den anderen?

[10] Vgl. ebd.

- Was stärkt meine eigene Haltung und wie kann ich die Aufgaben in meiner beruflichen Rolle stärken?
- Bringen Sie Ihre Persönlichkeit zum Ausdruck und zum Strahlen, damit Sie die Hauptrolle in Ihrem eigenen Leben gestalten.

Wer sich realistisch einschätzen kann, kennt seine Wirkung auf andere.

Tipp

- Nehmen Sie sich bewusst wahr und agieren Sie im Hier und Jetzt.
- Sie trauen sich etwas zu und vertrauen auf Ihr Können.
- Sie sind in Kontakt mit Ihrer Stärke, Ihrem Können und Ihren Ressourcen.

6.8 Resilienz lässt sich erlernen

»Ich habe an einem Resilienz Workshop teilgenommen. Erst dann wurde mir bewusst, was ich aktiv und selbstorganisierend tun kann, um widerstandsfähiger zu bleiben.« (Mahari, Auszubildende, 3. Ausbildungsjahr)

Resilienz ist ein Begriff, der aus der Psychologie bekannt ist. Er beschreibt die Fähigkeit eines Menschen, Krisen und Belastungen zu bewältigen, sozusagen die Widerstandskraft eines Menschen. Diese Fähigkeit wird im Pflegealltag immer wichtiger. Angesichts von steigenden Burnout- und Depressionszahlen unter Beschäftigten, aber auch Auszubildenden, kann Resilienz helfen, den Berufsalltag und den Umgang mit Stress besser zu meistern.

Jeder Mensch verfügt bewusst oder unbewusst über Resilienzfaktoren. Um Resilienzfaktoren ausbauen und stärken zu können, bedarf es des Kennens der Faktoren und der bewussten und gezielten Förderung dieser Faktoren. Ihnen sollte bewusst sein: Resilienz ist erlernbar!

Tab. 9: Resilienzfaktoren

Resilienzfaktoren	Erläuterungen
Emotionssteuerung	Die Fähigkeit, trotz schwieriger Anleitungs- und Arbeitssituation gelassen zu bleiben. Dieser Resilienzfaktor bedeutet, dass jemand seine Gefühle weitestgehend unter Kontrolle hat. Wer diese Fähigkeit besitzt, nimmt seine Gefühle wahr und weiß, was er oder sie tun kann, um sich beispielsweise bei Stress wieder zu beruhigen.
Impulskontrolle	Die Fähigkeit, das eigene Verhalten in schwierigen Situationen zu kontrollieren und Aufgaben klientenorientiert abschließend zu erledigen. Wer seine Impulse unterdrücken und bestimmte Bedürfnisse verschieben kann, verfügt über eine größere Selbstdisziplin. Diese Menschen schaffen es, sich von Störungen nicht ablenken zu lassen und ihr Ziel unbeirrt weiter zu verfolgen. Impulskontrolle spielt bei Pflegenden im beruflichen Alltag eine große und bedeutsame Rolle. Lernende können Impulskontrolle von Praxisanleitenden gut erlernen, wenn diese geleitet erlernt und reflektiert wird.
Kausalanalyse Hermeneutisches Fallverständnis	Die Fähigkeit, bestimmte Pflege- und Anleitungssituationen und Schwierigkeiten zu analysieren und Ursachen für Bewältigung/Nicht-Bewältigung der Schwierigkeiten im Kontext verstehen und nachvollziehen zu können. Kausalanalyse bedeutet: Sie sind in der Lage Zusammenhänge von Problemen zu erkennen und aus Fehlern zu lernen. Menschen mit geringer Resilienz suchen die Schuld für Misserfolge dagegen oft bei sich. Das hermeneutische Fallverständnis ist bei Pflegenden unabdingbar, um von Situationen nicht nur Standardableitungen vorzunehmen, sondern individuelle und situationsbezogene Handlungen und Interventionen zu finden.
Empathie	Von Ihnen als Auzubildende/r wir erwartet, dass Sie empathisch sind. Darunter versteht man die Fähigkeit, sich in die Situation/Position von anderen Menschen (zu Pflegenden und Lernende) psychologisch und emotional hineinzuversetzen und adäquat Verständnis entwickeln zu können. Empathische Menschen können sich in die Gefühlswelt anderer hineinversetzen. Diese Empathie ermöglicht es ihnen, ebenso Verständnis für das eigene Verhalten aufzubringen und angemessen zu reagieren. Empathiefähigkeit ist eine Schlüsselkompetenz für Pflegende. Lernende müssen Sie erwerben.

Resilienzfaktoren	Erläuterungen
Realistischer Optimismus	Die Fähigkeit, den Sinn der Situation und des eigenen Handelns zu erkennen, dass sich auch in kritischen Situationen und belastenden Situationen die Dinge zum positiven entwickeln können.
Selbstwirksamkeit	Die Überzeugung, durch eigene Kraft Dinge verändern zu können und zu wollen.
Zielorientierung	Die Fähigkeit, eigene Ziele zu verfolgen, sich selbständig Ziele zu setzen und diese größtenteils, ohne die Meinung anderer zu berücksichtigen. Menschen mit dieser Fähigkeit verlieren nie ihren Fokus – egal, was kommt. Vielleicht müssen Sie Umwege gehen, vielleicht ändern sich Bedingungen. Aber ihr Ziel behalten sie im Auge und verfolgen es konsequent weiter, auch in der Krise. Mit Zielkonflikten und Krisen umgehen zu können, stellt für Pflegende eine tägliche Aufgabe dar.
Optimismus	Bedeutet optimistisch und hoffnungsvoll zu sein oder zu bleiben. Bei diesem Resilienzfaktor geht es um eine positive Grundhaltung. Sie sehen eher das halbvolle als das halbleere Glas. Zwar wird dabei nichts beschönigt. Sie können aber selbst schweren Lagen noch etwas Positives abgewinnen.
Selbstwirksamkeitserwartung	Bedeutet für sich sorgen und zu sich selbst finden können. Diese Fähigkeit beschreibt die Überzeugung, selbst schwierige Aufgaben oder Probleme durch eigenes Handeln bewältigen zu können. Oder anders ausgedrückt: Selbstwirksamkeit bedeutet, darauf zu vertrauen, es auch allein schaffen zu können. Die Selbstwirksamkeitserwartung steigert sich in dem Maße, wie sich interne Evidence entwickelt und spielt bei Pflegenden die entscheidende Rolle im selbstständigen Handeln.
Kontrollüberzeugung	Die Fähigkeit, Krisen als Chance sehen zu können. Die Kontrollüberzeugung steht in Zusammenhang mit der Gesunderhaltung, Gesundung nach Erkrankungen und dem Vermögen, positives oder negatives Ereignis als Konsequenz des eigenen Verhaltens wahrnehmen zu können.
Verantwortung	Die Fähigkeit, Verantwortung für die Pflege und die Ausbildung übernehmen zu können und dabei eine breitere Perspektive im Blick zu behalten.
Netzwerkorientierung	Bedeutet, kommunikative und soziale Beziehungen pflegen zu können.
Lösungsorientierung	Bedeutet, eigene Ziele anstreben und die Ziele der zu Pflegenden und der Lernenden verstehen, tolerieren und akzeptieren zu können.

Über all diese Resilienzfaktoren[11] verfügen Sie wahrscheinlich. Je bewusster Sie sich die Bedeutung dieser Faktoren machen und praktisch an ihnen arbeiten, desto resilienter werden Sie.

Tipp

Nehmen Sie gezielt an Workshops zum Thema Resilienz teil und fördern Sie Ihre innere Widerstandskraft.
Interessante Entwicklungen zum Thema Resilienz erfahren Sie auf der Homepage des Leibniz-Institut für Resilienzforschung (LIR): https://lir-mainz.de/home
Führen Sie einen Resilienz Test durch: https://magazin.knappschaft.de/ism-resilienz-test/

6.9 Übung: Verhaltens- und Verhältnisprävention

1. Überlegen Sie sich Beispiele, bei denen das Verhalten bestimmter Menschen zur Krankheit geführt hat.
2. Überlegen Sie anschließend Beispiele, bei denen ungünstige Arbeitsbedingungen (Verhältnisse, wie Lärm, Luft, Arbeitszeiten, Raumausstattungen …) zur Krankheit geführt haben.
3. Überlegen Sie: Bin ich schon an bestimmten Erkrankungen erkrankt und vermeide ich durch bestimmte Verhaltensweisen, dass die Erkrankung einen negativen Verlauf nimmt?
4. Überlegen Sie: Finden Sie in der Pflegeeinrichtung Bedingungen (Verhältnisse) vor, die gesundheitsschädlich sind?
5. Sollten die Verantwortlichen der Pflegeeinrichtung für bessere verhältnispräventive Bedingungen sorgen? Machen Sie Vorschläge.

[11] Vgl. Koslowski G (2018): Resilienz in der Pflege. Schlütersche Fachmedien GmbH, Hannover

6. Überlegen Sie kritisch: Betreiben Sie präventive oder aktiv gesundheitsfördernde Aktivitäten, die Ihnen guttun (körperlich, psychisch, kulturell, ökonomisch, hygienisch, sozial ...), unabhängig von bestimmten Erkrankungen? Wie könnten Sie Ihre Gesundheit optimieren?

6.10 Check: Wie wirken Sie?

Tab. 10: Wie wirken Sie?

Ich reflektiere:	Trifft gar nicht zu	Trifft teilweise zu	Trifft voll zu
1. Mir ist bewusst, dass mein Körperausdruck Ergebnis dessen ist, was ich denke, erfahren habe und gewillt bin zu tun.			
2. Ich habe mir bewusst gemacht, wie meine Stimme wirkt und wie ich meine Stimme im pflegerischen Handeln einsetze.			
3. Mir ist bewusst, dass mein Selbstbild nicht immer identisch mit dem Fremdbild ist.			
4. Ich reflektiere, wie ich auf Menschen mit Pflegebedarf und auf Mitarbeitende in Pflegeeinrichtungen wirke.			
5. Bei Konflikten hinterfrage ich mich: Habe ich zu dem Konflikt mit meinem Handeln, meinen Worten oder mit meinem Erscheinungsbild beigetragen?			

6.11 Check: Selbstpflege und Selbstsorgekompetenz und BGM

Tab. 11: Was wissen Sie über Selbstpflege, Selbstsorgekompetenzen und das BGM?

Ich reflektiere:	Trifft gar nicht zu	Trifft teilweise zu	Trifft voll zu
1. Mir sind die Begriffe Selbstpflege und Selbstsorge bekannt und ich kann mir vorstellen, was mit den Begriffen gemeint ist.			
2. Mir sind die Begriffe Betriebliches Gesundheitsmanagement bekannt und ich weiß, welche Bereiche das BGM umfasst.			
3. Ich kenne die Begriffe Gesundheitsförderung und Krankheitsprävention und ich kenne den Unterschied.			
4. Mir ist bekannt, dass sich Gesundheit aus folgenden Bereichen zusammensetzt: • Psychische/mentale Gesundheit • Organisationale Gesundheit • Kognitive Gesundheit • Körperliche Gesundheit			
5. Meine Lernbereitschaft zur Selbstpflege und Selbstsorge ist grundsätzlich gut.			
6. Ich verfüge über eine gute Selbstpflegekompetenz.			
7. Ich verfüge über eine gute Selbstsorgekompetenz.			
8. Mir ist bewusst, dass ich während der Pflegeausbildung in der theoretischen aber auch in der praktischen Arbeit stark gefordert werde und dass die Anforderungen meine eigene Gesundheit gefährden können.			
9. Mir sind die hohen physischen und psychischen Anforderungen und die potenziellen gesundheitlichen Folgen, die die praktische Pflege an mich als Lernende richtet, bekannt.			

6

Ich reflektiere:	Trifft gar nicht zu	Trifft teilweise zu	Trifft voll zu
10. Ich nehme meine Gesundheit bewusst in die eigene Hand.			
11. Ich habe selten negative Gedanken und erlebe selten Stress.			
12. Ich habe eine Vorstellung davon, welche gesundheitsfördernden Aktivitäten ich wahrnehmen kann.			
13. Ich gehe regelmäßig spazieren und ich bevorzuge Aktivitäten an der frischen Luft.			
14. Ich sage nie, dass ich keine Zeit habe, um mich um meine eigene Gesundheit zu kümmern.			
15. Ich lasse das Handy einmal am Tag bewusst liegen, schalte den Fernseher oder das Radio aus und lerne, die Stille zu genießen.			
16. Ich lerne neue Möglichkeiten, meinen Körper und Geist zur Ruhe kommen zu lassen.			
17. Ich schlafe ausreichend und gerne und kann meinen Schlaf an die Erfordernisse der praktischen Pflege anpassen.			
18. Ich esse gesund und regelmäßig, entsprechend meinem Biorhythmus.			
19. Ich bin stolz auf meine persönlichen Eigenschaften und meine Leistungsfähigkeit.			
20. Ich verzichte auf Suchtmittel und traue mich, dies meinem Umfeld sagen zu können.			
21. Ich kann mich zunehmend auch in die Perspektive meiner ausbildungsverantwortlichen Personen versetzen und deren Not, den Dienstplan sicherstellen zu müssen. Personalmangel ist schlimm, aber ich muss dennoch auf meine Gesundheit achten. Je mehr ich einspringe, desto unwahrscheinlicher wird es mehr Personal geben.			

Ich reflektiere:	Trifft gar nicht zu	Trifft teil-weise zu	Trifft voll zu
22. Ich gönne mir ausreichend Ruhepausen, auch zwischen meinen Diensten, auch wenn ich mich gesund und belastbar fühle.			
23. Mir sind die Resilienzfaktoren bekannt und ich arbeite aktiv an der Optimierung meiner inneren Widerstandskraft.			
24. Irrationale, negative Gedanken sind mir bewusst und ich lerne zunehmend diese negativen Gedanken in neutrale oder positive Gedanken umwandeln zu können.			
25. Mir wird zunehmend bewusst, dass ich selbstverantwortlich für mein Leben und meine Zukunft bin. Immer seltener beschuldige ich andere Personen für misslungene Ergebnisse.			
26. Mir ist zunehmend bewusst, dass ich nach der Pflegeausbildung noch größeren beruflichen Anforderungen standhalten muss und dazu gesund sein muss.			

7 Feedback, Beurteilung, Probezeit, Zwischenprüfung

Wer bewertet hat Macht. Wie Sie lernen, Bewertung einzuschätzen.

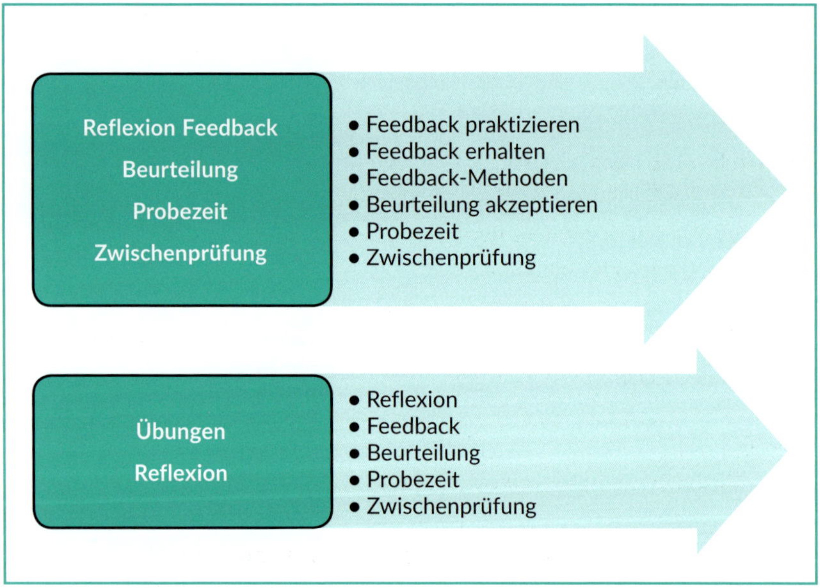

Abb. 15: Das Kapitel im Überblick

»Du hast aber einen schönen Pullover an.« – Haben Sie sich schon einmal überlegt, dass jemand, der diesen Ausspruch tätigt, Macht besitzt? Allein die Tatsache, dass jemand bewertet: Der Pullover, Deine Frisur, Deine Leistung ist schön, ist gut oder nicht gut, macht deutlich, dass eine Person bewertet und die andere Person diese Bewertung gewollt oder nicht gewollt empfängt. Wer bewertet, setzt seine Macht ein.

Viel lieber als nach negativen oder konstruktiven Bewertungen dürstet der Mensch nach Anerkennung. Sobald wir mit Nahrung, Schlaf und sozialer Integration nicht im Defizit sind, motiviert uns der Drang nach Anerkennung. Dennoch müssen Sie sich während Ihrer Ausbildung mit dem Geben und Nehmen von Feedback auseinandersetzen und dies souverän praktizieren.

7.1 Wie sollte Feedback praktiziert werden?

Feedback sollte nach den folgenden Regeln praktiziert werden:
- Die Regeln für gutes Feedback müssen allen Beteiligten bekannt sein.
- Im Arbeits- und Lernfeld der Beteiligten sollte Raum dafür sein, die Regeln auch explizit anzuwenden.

Erst wenn diese Voraussetzungen erfüllt sind, können die beschriebenen üblichen Feedbackregeln greifen.

Feedback soll:
- das Geschehene beschreiben (nicht anklagen, verurteilen, verallgemeinern),
- Positives und Negatives benennen (mit Positivem beginnen!),
- in »Ich« Botschaften formuliert sein (nicht »man« oder »Du hast« .... [kann anklagend wirken]),
- in eigenem Namen erfolgen und nicht als Stellvertreter für eine ganze Gruppe,
- sich auf Verhaltensweisen beziehen (die kann der Empfänger auch verändern),
- den Wunsch des Empfängers (ja, nein, zu was wünsche ich mir Feedback) berücksichtigen,

- den Zustand des Empfängers berücksichtigen,
- knapp und angemessen sein – weniger ist mehr,
- aktuell und zeitnah erfolgen.

Tipp

Bevor Sie ein Feedback geben, sollten Sie Ihr Gegenüber immer fragen, ob ein Feedback erwünscht ist. Auch können Sie erfragen, zu welchen Kriterien ein Feedback erfolgen soll.

7.2 Feedback nehmen

Es gibt immer eine Person, die Feedback gibt (Feedbackgeber) und eine, die Feedback erhält, bzw. nimmt (Feedbacknehmer). Zu häufig wird einfach ein Feedback gegeben, ohne zu fragen, ob der Feedbacknehmer überhaupt ein Feedback möchte.

Wenn Sie ein Feedback erhalten, sollten Sie folgende Dinge sagen:

- Wozu möchte ich Feedback erhalten und wozu nicht? Nennen Sie den Feedbackgebern Kriterien, zu denen sie ein Feedback geben sollen.
- Sie sollten als Feedbacknehmer nachfragen: »Habe ich ihr Feedback/ihre Aussage richtig verstanden? Sie meinen, dass ich...«. Um Missverständnissen vorzubeugen, ist eine Nachfrage angezeigt. Andernfalls würde ein Feedbackempfänger auf nicht Gemeintes oder missverständlich Ausgedrücktes reagieren.
- Sie sollten sich auch fragen: »Welche inneren Reaktionen lösen die Informationen bei mir aus?« Es lohnt, in sich hineinzuhorchen und seine Empfindungen dem Feedbackgeber mitzuteilen. So kann er einschätzen, wie zutreffend seine Beobachtungen sind und ob sein Feedback gut und wie gemeint angekommen ist.

- Auch sollten Sie sich fragen: »Kann ich die Informationen akzeptieren?« Wenn Aussagen allein von einer Person kommen, ist an deren Gültigkeit durchaus zu zweifeln. Sagen andere Ähnliches, ist die Information eher zu akzeptieren.
- Feedback nehmen, bzw. annehmen ist häufig nicht einfach, schließlich wird man kritisiert. Konstruktives Feedback zu geben und zu erhalten muss trainiert werden.

7.3 Feedback geben

Feedback geben, ist einfacher als Feedback nehmen. Ein Feedback sollte vom Feedbacknehmer gewünscht sein und ein Feedback sollte gut vorbereitet und strukturiert erfolgen. Deswegen: Vergessen Sie nie zu fragen, ob Ihr Feedback erwünscht ist und zu welchen Kriterien das Feedback erfolgen soll.

Tipp

Sagen Sie Ihren Ausbilder*innen, wann und zu was Sie ein Feedback wünschen!

Hier finden Sie vier Methoden, mit denen Sie Ihr Feedback gut strukturieren können. Diese Methoden können Sie schnell verinnerlichen. Mit einem strukturierten Feedback wirken Sie professioneller, gut vorbereitet und transparenter. Auch können Sie Ihren Feedbackgeber eine der folgenden Methoden geben, damit sie das Feedback strukturiert an Sie geben können.

7.3.1 Vier-Felder Feedback

Im Vier-Felder Feedback polarisieren Sie Ihre Rückmeldung in: positiv und negativ gemachte Erfahrungen, was ist für Sie offengeblieben und wie reflektiere ich mein eigenes Handeln zum stattgefundenen Thema oder Termin.

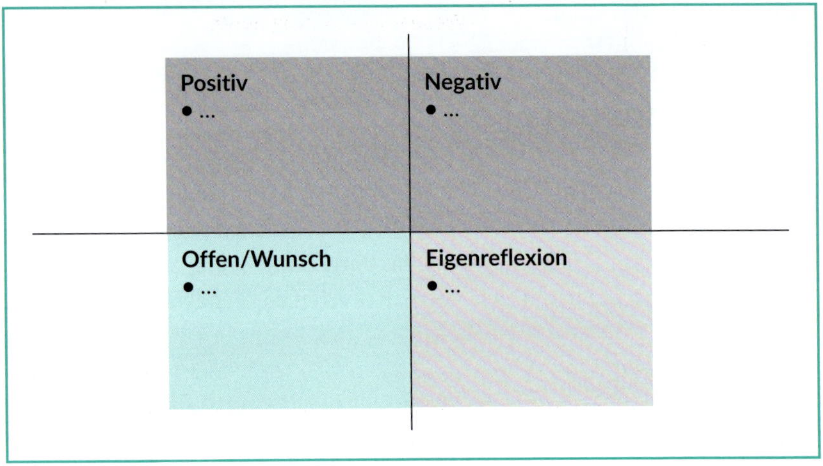

Abb. 16: Vier-Felder Feedback.

7.3.2 One-Minute Paper

Mit Hilfe des One-Minute-Papers werden Lernergebnisse und offene Fragen der Auszubildenden erhoben.

Durchführung
Am Ende der Anleitung beantworten die Auszubildenden schriftlich auf einem Blatt folgende Fragen:

- Welche wichtigen Erkenntnisse habe ich heute gewonnen?
- Welche Frage ist geblieben?
- Welchen wesentlichen Erfolg hatte ich?

Für die Beantwortung der Frage haben sie jeweils eine Minute Zeit. Die Praxisanleitung sammelt die Papierbögen ein und wertet die Antworten aus.

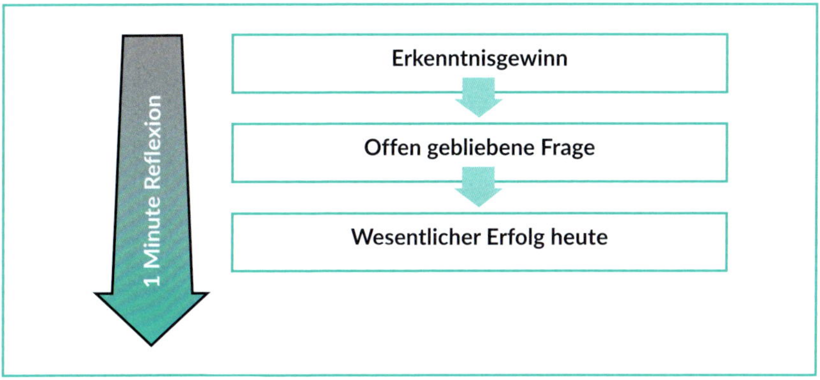

Abb. 17: One-Minute Paper.

7.3.3 Positive Zielscheibe

Diese Feedbackmethode zielt nur auf die positiven Effekte. Sie nennen bei dieser Feedbackmethode nur die Dinge, die sich für Sie in fachlicher, beruflicher und persönlicher Hinsicht positiv entwickelt haben.

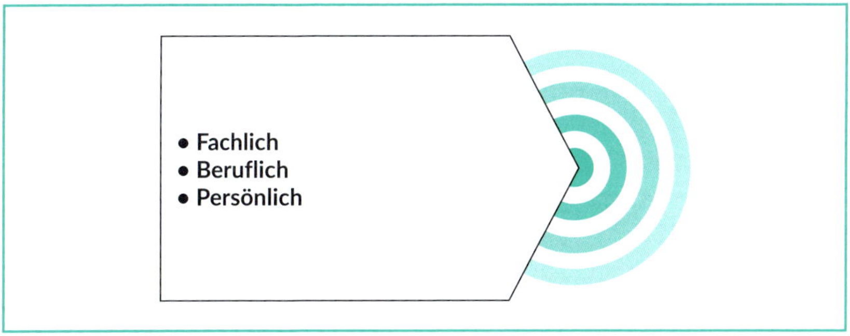

Abb. 18: Positive Zielscheibe.

7.3.4 SWOT-Analyse

Die SWOT-Analyse ist eigentlich ein Instrument aus der strategischen Unternehmensführung und der Betriebswirtschaft. Aber die Struktur von Stärken, Schwächen, Chancen, Risiken eignet sich auch hervorragend, um z. B. pflegerische Interventionen oder Methoden zu analysieren und zu bewerten.

Mit den Daten einer SWOT-Analyse können Sie auch weiterarbeiten. Hierzu wird gezielt nach folgenden Kombinationen gesucht:

- SO Stärke-Chancen-Kombination: Welche Stärken passen zu welchen Chancen? Wie können Stärken genutzt werden, sodass sich die Chancenrealisierung erhöht?
- ST Stärke-Gefahren-Kombination: Welchen Gefahren können Sie mit welchen Stärken begegnen? Wie können vorhandene Stärken eingesetzt werden, um den Eintritt bestimmter Gefahren abzuwenden?
- WO Schwäche-Chancen-Kombination: Wo können aus Schwächen Chancen entstehen? Wie können Schwächen zu Stärken entwickelt werden?
- WT Schwäche-Gefahren-Kombination: Wo befinden sich Ihre Schwächen, und wie können Sie sich vor Schaden schützen?

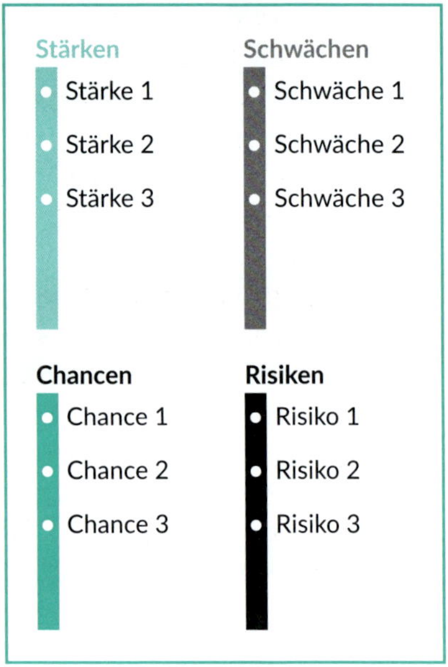

Abb. 19: SWOT-Analyse.

Aufgrund dieser Kombinationen müssen dann passende Strategien entwickelt und aufeinander abgestimmt werden. Wenn Sie diese Methode interessiert, recherchieren Sie nach der SWOT-Matrix im Internet.

7.4 Eine schlechte Beurteilung akzeptieren

Eine gute Beurteilung erhält man gerne. Aber was können Sie tun, wenn Sie eine schlechte Beurteilung erhalten, die Sie evtl. auch ungerecht finden? Hier sind sechs Tipps für Sie:

1. Handeln Sie nicht aus dem Affekt, aus dem Bauch heraus – holen Sie erst einmal tief Luft und denken Sie nach.
2. Bitten Sie um eine Erklärung und Begründung.
3. Reflektieren Sie die Beurteilung: Wie war Ihr Handeln?
4. Wenn Sie die Beurteilung als ungerecht und intransparent einschätzen, holen Sie sich Hilfe und legen Sie Einspruch ein.
5. Lassen Sie sich von einer schlechten Beurteilung nicht demotivieren – fordern Sie Vorschläge ein, wie Sie Ihr Handeln optimieren können, um zu einer besseren Beurteilung zu kommen.
6. Bleiben Sie konstruktiv und sachlich. Werden Sie nicht persönlich und überlegen Sie: Wie kann ich aus Dung Dünger machen?

7.5 Stress in der Probezeit

»Ich habe gehört, dass die Pflegeschule den Auszubildenden bereits in der Probezeit aufgrund nicht ausreichender schulischer Leistungen kündigen, ohne fördernde Maßnahmen zu ergreifen. Das kann ich allerdings nicht bestätigen.« (Finn, Auszubildender, 2. Ausbildungsjahr)

Die Probezeit sollte Sie nicht stressen. Eigentlich ist eine Probezeit die Zeit, die Arbeitnehmer und Arbeitgeber sich nehmen, um zu prüfen, ob man zueinander passt. Das hört sich lapidar an. Denn tatsächlich möchte man nicht wertvolle Lebenszeit vergeuden und in einer Ausbildung auch keinen Abbruch erleben. Versuchen Sie möglichst vor Vertragsunterzeichnung zu klären, ob der Ausbildungsbetrieb zu Ihnen passt und ob Sie drei Jahre dort verbringen möchten.

Tipp

Fragen Sie zu Beginn der praktischen Ausbildung oder schon vorher, welche Probezeitkriterien der Ausbildungsbetrieb praktiziert. Ihnen sollte immer klar sein was auf Sie zukommt und was von Ihnen verlangt wird.

7.6 Wie bereite ich mich auf die Zwischenprüfung vor?

Nach zwei Dritteln der Ausbildung ist eine Zwischenprüfung zur Ermittlung Ihres Ausbildungsstandes vorgesehen. Ein Bestehen der Prüfung ist nicht erforderlich, um die Ausbildung fortzuführen.

Info

Wie und ob eine Zwischenprüfung erfolgt, entscheidet das Bundesland oder die Pflegeschule, an der Sie Ihre Ausbildung machen. Je nach Bundesland ist dies unterschiedlich.

Falls eine Zwischenprüfung stattfindet und Sie diese nicht erfolgreich absolvieren, können Sie dennoch Ihre Ausbildung fortsetzen. Betrachten Sie das Ergebnis als ernstzunehmendes Feedback und als Anlass, um sich fortan besser vorzubereiten.

7.7 Übung: Reflexion Lernerfahrung

Üben Sie eine schriftliche Reflexion in Form einer schriftlichen Arbeit, in der Sie über Ihre Lernerfahrung nachdenken und sich mit dieser kritisch auseinandersetzen.

Eine Reflexion zu schreiben ist gar nicht schwer, wenn Sie nach den folgenden Punkten vorgehen:
- Lernerlebnis zusammenfassen
- Theoriegeleitet mit Lernerlebnissen auseinandersetzen
- Selbstreflexion und Bewertung
- Fazit zum Schluss

Vergleichen Sie Ihre schriftliche Reflexion mit der von anderen Auszubildenden. Fragen Sie sich:
- Was ist bei der anderen/meiner Reflexion besser gelungen?
- Was konnten Sie anhand dieser schriftlichen Reflexion lernen?
- Welche Kompetenzen konnten Sie weiterentwickeln?

Besprechen Sie Ihre schriftliche Reflexion mit Ihrer Praxisanleiterin.
- Welche Erkenntnisse konnten Sie gewinnen?

7.8 Übung: Feedback geben und erhalten

Üben Sie, Feedback zu geben. Feedback zu erhalten, bietet eine sehr gute Chance zu lernen. Deshalb kann Feedback aber auch sehr unangenehm empfunden werden, wenn es unaufgefordert stattfindet. Besonders unangenehm wird es, wenn die Person und nicht die Sache oder Handlung bewertet wird. Auch gut gemeinte Ratschläge empfinden wir oft wie Schläge ins Gesicht.

Überlegen Sie: Welche Feedbacks und Ratschläge haben Sie geärgert? Warum entstand der Ärger in Ihnen? Wann und warum haben Sie anderen Menschen Feedback und Ratschläge gegeben? Wie kamen diese bei Ihrem Gegenüber an? Üben Sie anhand der Feedbackregeln, konstruktives Feedback zu geben.

7.9 Check: Feedback, Beurteilung, Probezeit, Zwischenprüfung

Tab. 12: Was wissen Sie über Feedback, Beurteilung, Probezeit, Zwischenprüfung?

Ich reflektiere:	Trifft gar nicht zu	Trifft teilweise zu	Trifft voll zu
1. Ich übe und praktiziere regelmäßig die Reflexion meines Handelns. Dies übe ich auch schriftlich.			
2. Mir ist bewusst: Die Reflexion stellt eine wesentliche Grundlage der Problemlösungskompetenz des beruflichen Handelns dar.			
3. Ich beherrsche konstruktive Feedbackregeln und wende diese an.			
4. Bevor ich Feedback gebe, frage ich mein Gegenüber, ob Feedback erwünscht ist und zu welchen Kriterien ich Feedback geben soll.			
5. Ich weiß, wie ich mich verhalten soll, wenn ich Feedback erhalte.			
6. Ich habe Methoden verinnerlicht, wie ich Feedback strukturiert geben kann.			
7. Ich weiß, dass ich bei Beurteilungen Gefühle der Verletzung und der Unsicherheit entwickeln kann.			
8. Wenn ich Beurteilung als ungerecht empfinde, weiß ich, wie ich mich professionell verhalten kann.			
9. Die Probezeit empfinde ich nicht als unsichere Zeit, in der mich mein Ausbildungsträger beobachtet, um mich möglichst rausschmeißen zu können.			
10. Ich erfrage bei meinem Ausbildungsträger, ob es dort Probezeitkriterien gibt.			
11. Ich erfrage frühzeitig, ob eine Zwischenprüfung stattfindet und bereite mich bestmöglich darauf vor.			

8 Ausbildungsabbruch vermeiden

Entwicklungen aus der Distanz zu betrachten, ermöglicht einen klaren Blick. Verschaffe Dir einen klaren Blick.

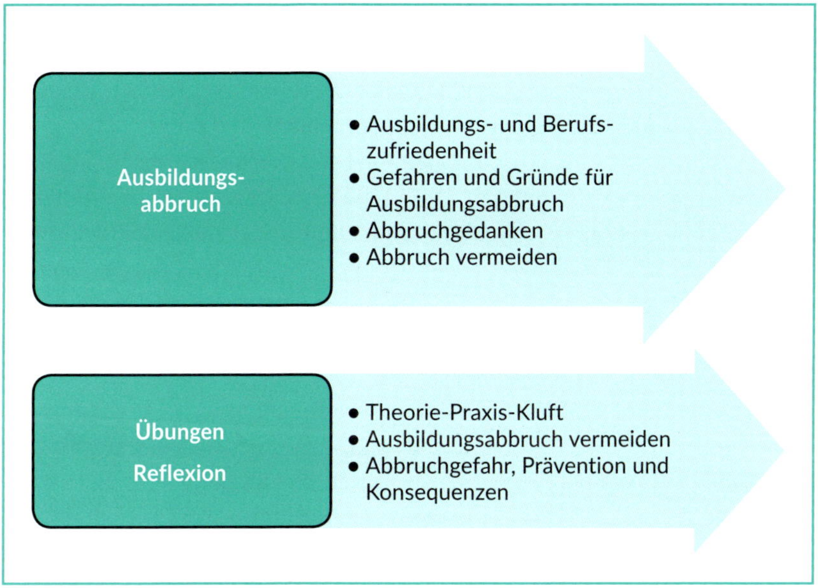

Abb. 20: Das Kapitel im Überblick.

»Häufig verlieren wir Auszubildende während der praktischen Einsätze. Sie brechen die Ausbildung ab und melden sich nicht in der Schule.« (Monika Dessler, Pflegepädagogin, Leiterin einer Pflegeschule)

Die Zahl der Auszubildenden, die ihre Ausbildung in Pflegeberufen vorzeitig abbrechen nimmt zu. Experten gehen davon aus, dass 15 bis 20 Prozent bereits im ersten Ausbildungsjahr abbrechen.[12] Die Ursachen dafür sind häufig nicht in mangelnder Bezahlung zu suchen, schließlich ist die Ausbildungsvergütung in der Pflege hoch. Gründe sind schlechte Ausbildungs- und Arbeitsbedingungen, kaum Zeit für gezielte Ausbildung, fremd wirkende Praxiseinsatzorte, Praxisschock, mangelnde Wertschätzung im Team und eine hohe emotionale Belastung.

8.1 Ausbildungs- und Berufszufriedenheit

Jeder Mensch bringt eigene Wertvorstellungen, sein spezifisches Selbstwertgefühl und eine individuelle Motivation mit in die Ausbildung.

Ausbildungs- oder Berufszufriedenheit ist ein subjektives Gefühl. Viele Variablen bestimmen dieses Gefühl mit. Maßgeblich sind die Umgebung des praktischen Ausbildungs- und Arbeitsplatzes, die hierarchische Position des Arbeitnehmers, die objektiven und auch subjektiv wahrgenommenen Freiheitsgefühle und Entscheidungsfreiheiten der jeweiligen Positionen. Aber auch mehr oder weniger Stress im Beruf bis hin zu Faktoren wie der »Pendelsituation« der Beschäftigten können eine Rolle spielen. So stellt sich beruflich bedingtes Pendeln als ein »Zufriedenheitshemmnis« dar.

Eine groß angelegte Studie im Kommunikationsmanagement hat festgestellt, welche Faktoren es insgesamt sind, die einen Einfluss auf die Arbeits- und Berufszufriedenheit haben. So sind es sieben Faktoren, die die Zufriedenheit beeinflussen. Es handelt sich dabei allesamt um innerorganisatorische Faktoren.[13]

---

12 https://www.bibliomed-pflege.de/news/hohe-abbrecherquote-zu-ausbildungsbeginn

13 Vgl. BDKOM, Bentele G, Seidenglanz R, Fechner R (2018): Kommunikationsmanagement 2018 – Vermessung eines Berufsstandes. Quadriga Media GmbH, Berlin.

Positiven Einfluss haben demnach:

- das subjektive Gefühl, dass man Einfluss mit seinen Ratschlägen und Ideen hat,
- die eher objektiven Faktoren der Position in der Hierarchie oder
- des beratenden Einflusses auf die Organisationsspitze.

Negativen Einfluss auf die Zufriedenheit haben:

- das Gefühl, nur ausführende Stelle der Organisation zu sein,
- die Wahrnehmung, dass man unzureichende Einflussmöglichkeiten in der Organisation hat, oder
- dass man mangelnde Abstimmungsprozesse in der Organisation wahrnimmt, sowie
- der Eindruck, es herrsche fehlendes Verständnis für integrierte Kommunikation vor.

Übertragen auf Ihre Situation bedeutet dies: Sie sind während der praktischen Pflegeausbildung gleich von mehreren Variablen bedroht: Sie »pendeln« zwischen den ausbildenden Betrieben und den innerorganisatorischen Strukturen. Sie haben in der Regel wenig Einfluss. Sie werden für Ihr Handeln und Verhalten in einer hierarchischen Struktur bewertet. Sie sind nur bedingt an Abstimmungsprozessen beteiligt und Sie sind einer mannigfaltigen Kommunikation und Anforderungen verschiedenster Akteure ausgesetzt.

Wichtig **Achtung, Abbruchkante …**

Werden Sie aufmerksam: Sie sind rein statistisch während Ihrer Pflegeausbildung von Ausbildungsabbruch bedroht.

8.2 Gefahren und Gründe für Ausbildungsabbruch

Während der Ausbildung lauern Gefahren, die Sie dazu verleiten können, die Ausbildung abzubrechen.

Mögliche Gründe können sein:

- Sie fühlen sich im Praxiseinsatz alleingelassen.
- Sie erfahren keine Anleitung.
- Herausfordernde Situationen und komplexe pflegerische Anforderungen provozieren einen Praxisschock.
- Sie fühlen sich überrascht und überfordert.
- Ihnen stehen keine Ausbildungskriterien zur Verfügung, an denen Sie sich orientieren können.
- Sie fühlen sich als Lückenbüßer, z. B. wegen Personalmangel.
- Das Praxisfeld, in dem Sie eingesetzt sind, interessiert Sie inhaltlich nicht.
- Sie haben das Gefühl, dass Sie je nach Einsatzort nicht mit Kindern, oder akut oder psychisch Kranken oder alten Menschen umgehen können.
- Man gewährt Ihnen keinen Urlaub.
- Sie haben einen finanziellen Engpass und wissen nicht, wie Sie diesen überbrücken können.
- Sie haben familiäre Probleme.
- Sie sind mit Schwangerschaft, Pflege der Eltern oder Krankheit konfrontiert.
- Sie fühlen sich zu Unrecht bewertet.
- Sie erleben eine tiefe Kluft zwischen Theorie und Realität.
- Sie hatten eine andere Vorstellung vom Beruf.

Die möglichen Gründe, eine Ausbildung abzubrechen, sind vielfältig. Noch vor Jahren haben Pflegeschüler ggf. während der ersten sechs Monate die Ausbildung abgebrochen, aber zu späteren Zeitpunkten der Ausbildung selten (siehe unten). Viele Gründe, die zum Ausbildungsabbruch führen sind innerorganisatorisch begründet.

»Ich verstehe das nicht. In der Schule wird uns beigebracht und eingebläut, wie wichtig es ist, mit den Patienten zu kommunizieren und ihre Ressourcen zu fördern, aber auf der Station erlebe ich etwas gänzlich anderes. Es wird gearbeitet wie am Fließband. Hier würde ich nur Ärger bekommen, wenn ich so arbeiten würde, wie es die Lehrer sagen.« (Finn, Auszubildender, 2. Ausbildungsjahr)

8.3 Ausbildungsabbruch vermeiden

Nach einer aktuellen Studie[14] befassen sich 44 Prozent aller Auszubildenden während der Pflegeausbildung mit Abbruchgedanken. Nicht nur zu Beginn der Pflegeausbildung, sondern zunehmend auch im zweiten Ausbildungsjahr.

Tipp
Sie sollten sich immer vergegenwärtigen: Der Praxiseinsatz hat ein Ende. Die gesamte Ausbildung abzubrechen bedeutet, Sie brauchen einen neuen Ausbildungsbeginn, ggf. eine neue Lebensidee. Überlegen Sie gut und wägen Sie Für und Wider ab, bevor Sie Ihren Ausbildungsvertrag einfach kündigen.

»Ich war schon drauf und dran, die Ausbildung abzubrechen. Aber bisher habe ich durchgehalten, weil ich das Ziel vor Augen habe. Ich möchte den Berufsabschluss und dann sehe ich weiter. Geholfen haben mir auch die guten Reflexionsgespräche mit der Praxisanleiterin und den anderen Auszubildenden in der Schule. Dadurch konnte ich eine andere Perspektive entwickeln.« (Finn, Auszubildender, 2. Ausbildungsjahr)

[14] Vgl. Mielenz M O, Seidel K, Fuchs P, Wellmer S (2023): Praxisschock – Zentrales Abbruchmotiv in der Pflege? Forschungskongress BIBB »Bildung und Versorgung in der Pflege gemeinsam gestalten.« 26.05.2023, Bonn.

Häufig fühlen sich Auszubildende mit ihren Abbruchgedanken alleingelassen, sind auf Situationen und Personen wütend oder denken, sie versagen und können den Anforderungen persönlich nicht entsprechen. Im besten Falle wurden Sie schon auf die Gefahr von potenziellen Abbruchgedanken vorbereitet. Je nachdem bietet Ihnen Ihr Ausbildungsbetrieb, Ausbildungsträger oder Ihre Pflegeschule eine kontinuierliche Reflexionsmöglichkeit und Begleitung an. Aber darauf können Sie sich nicht verlassen!

Tipp

Versuchen Sie in jedem Fall, Ihre Selbstkompetenz zu stärken. Bereiten Sie sich auf die Situation eines möglichen Ausbildungsabbruchs vor und versuchen Sie präventiv, diesen zu vermeiden.

Eine abgeschlossene Berufsausbildung verhilft Ihnen zu einer gelungenen Karriere. Es gibt viele Unterstützungsmöglichkeiten, die Pflegeausbildung abschließen zu können. Indem sie die Ausbildung abbrechen, verbessern Sie die Ausbildungsbedingungen in der Pflegeeinrichtung nicht. Auch nachfolgende Auszubildende sind froh, wenn Sie sich für gute Ausbildungsbedingungen eingesetzt haben. Nehmen Sie verantwortliche Personen in die Pflicht beim Optimieren der Ausbildungsbedingungen. Fordern Sie bessere Bedingungen, nur so ändern sich Dinge.

Tipp

Wenn Ihr Leidensdruck groß ist, versuchen Sie es mit folgender Selbstkompetenz-Strategie:

Sagen Sie sich:

- Ich kann die Ausbildung abbrechen, muss dies aber nicht heute oder morgen tun.
- Ich breche die Ausbildung erst ab, wenn ich alle Beratungen eingeholt und rational für mich Pro und Kontra abgewogen habe.

Überlegen Sie: Mit dem erfolgreichen Abschluss der Pflegeausbildung haben Sie einen Beruf, der Sie sozusagen durchs Leben trägt. Sie können mit diesem Abschluss weltweit und in Krisensituationen und -zeiten arbeiten. Sie können diesem Berufsabschluss viele Weiterbildungen und Studiengänge anschließen. Sie können in den unterschiedlichsten Settings der Pflege und in Kommunen und Behörden arbeiten.

Bedenken Sie: Sie müssen diesen Beruf nach dem Abschluss nicht ausüben – können es aber.

8.4 Übung: Theorie-Praxis-Kluft

Beispiel **Charlotte ist frustriert**

Die Auszubildende Charlotte berichtet einer Pflegekraft: »Die theoriegeleiteten Schulstandards finde ich zwar logisch – allerdings erlebe ich in der Praxis etwas anderes. Hier kann ich diese nicht anwenden. Auch in der praktischen Prüfung höre ich von meinen Mitschülerinnen von diesen Problemen. Das verunsichert mich. Schließlich kann ich praktisch nur das lernen, was ich sehe und erlebe. Das Praktische kann ich mir viel schneller einprägen als das Theoretische.«

Die Pflegekraft antwortet: »Was Du in der Schule lernst, kannst Du erstmal über Bord werfen. Wir zeigen Dir hier, wie´s geht. Die in der Schule haben doch keine Ahnung, wie es wirklich läuft.«

Charlotte bleibt entsetzt und frustriert zurück.

Die zwischen Theorie und Praxis bestehende Kluft wird leider oft zulasten der Pflege-Azubis ausgelegt. Sie sollen zwischen dem, was in der Schule gelehrt wird, und dem, was an Pflegestandards in der Praxis üblich ist, unterscheiden und zumindest während der praktischen Abschlussprüfung den Maßstäben der Schule entsprechen. Wie soll man diesen Spagat meistern?

Tipp

- Versuchen Sie Beispiele für die Theorie-Praxis-Kluft zu finden und zu benennen.
- Thematisieren Sie diese mit Ihren Praxisanleitenden und Ihren Pflegelehrenden.
- Fragen Sie, wie Sie sich in der konkreten Situation verhalten sollen.
- Erklären Sie Pflegelehrenden vor Praxisbesuchen und Prüfungen, welche Unterschiede zwischen Theorie und Praxis konkret bestehen.
- Verdeutlichen Sie, dass die Theorie-Praxis-Kluft nicht Ihnen zur Last gelegt werden kann.
- Üben Sie dieses Vorgehen mit anderen Auszubildenden.

8.5 Übung: Ausbildungsabbruch vermeiden

Beugen Sie möglichen Abbruchgedanken vor. Verdeutlichen Sie sich, dass Sie mit vielen potenziellen Gründen, die Pflegeausbildung abbrechen zu wollen, konfrontiert sind. Lassen Sie sich von diesen Gefahren nicht überraschen, sondern handeln und überlegen Sie präventiv:

- Was würde ich tun, wenn ich von Abbruchgedanken geplagt werde?
- Ich nehme mir vor, aktiv zu handeln, wenn mir Probleme begegnen.
- Ich traue mich, auch mit den Führungspersonen der Pflegeeinrichtung oder Pflegeschule zu sprechen, bevor ich den Entschluss fasse, die Ausbildung abzubrechen.
- Ich verdeutliche mir, dass ich während der Ausbildung verschiedene Pflegebereiche durchlaufe. Dies weist sowohl Chancen als auch mögliche Mängel auf.
- Die Generalisierung und das Hineinschnuppern in verschiedene Pflegebereiche können meinen Horizont erweitern und bedeuten mehr Jobchancen für mich.

- Ich kann aktiv auf Mängel und zu optimierende Dinge hinweisen, anstatt mich als Opfer zu fühlen. Dadurch stärke ich auch meine Selbstkompetenz.
- Ich kann für die Auszubildenden, die nach mir kommen, etwas tun, indem ich Probleme anspreche und nach Lösungen suche.

Werden Sie proaktiv, anstatt sich als Opfer der Strukturen zu fühlen.

Bevor Sie Ihren Ausbildungsvertrag kündigen:
- Analysieren Sie Ihre Gründe für Ihren geplanten Abbruch und schreiben Sie diese Gründe auf.
- Reflektieren Sie: Sind Ihre Gründe eher emotional oder finden Sie rationale Argumente für Ihr Abbruchvorhaben?
- Lassen Sie diese Aufzeichnungen vier Wochen liegen und lesen Sie sich das Geschriebene dann erneut durch. Wie denken Sie jetzt über Ihre Begründungen?
- Besprechen Sie Ihre Aufzeichnungen mit Praxisanleitungen und Lehrenden der Pflegeschule. Bitten Sie um Rat, wie Sie die Probleme lösen können.

8.6 Check: Ausbildungsabbruch

Tab. 13: Wollen Sie Ihre Ausbildung weiterführen oder abbrechen?

Ich reflektiere:	Trifft gar nicht zu	Trifft teilweise zu	Trifft voll zu
1. Ich habe schon über einen Ausbildungsabbruch nachgedacht.			
2. Wenn ich über einen Ausbildungsabbruch nachdenke, verfolge ich nur negative Gedanken und kann den Mehrwert, die Ausbildung trotz Problemen fortzusetzen, nicht erkennen.			
3. Bei Gedanken, die Ausbildung abzubrechen versuche ich nüchtern zwischen positiven und negativen Folgen abzuwägen.			

Ich reflektiere:	Trifft gar nicht zu	Trifft teilweise zu	Trifft voll zu
4. Wenn ich über einen Ausbildungsabbruch nachdenke, suche ich mir einen Gesprächspartner, mit dem ich meine Gedanken teile.			
5. Falls ich ernsthaft plane die Ausbildung abzubrechen, lasse ich mich vom Ausbildungsträger und der Pflegeschule beraten, bevor ich kündige.			
6. Bevor ich die Ausbildung abbreche, plane ich einen konstruktiven Neuanfang meiner beruflichen Entwicklung und Zukunft.			
7. Ich habe mich im Ministerium in meinem Bundesland nach spezifischen Unterstützungsmöglichkeiten informiert (z. B. Ombudsstelle NRW) und würde diese auch in Anspruch nehmen, bevor ich meine Pflegeausbildung abbreche.			

9 Praktische Prüfung

In der praktischen Prüfung lassen sich Menschen von Lernenden und Prüflingen »beüben«.

Seien Sie empathisch, auch in Prüfungen.

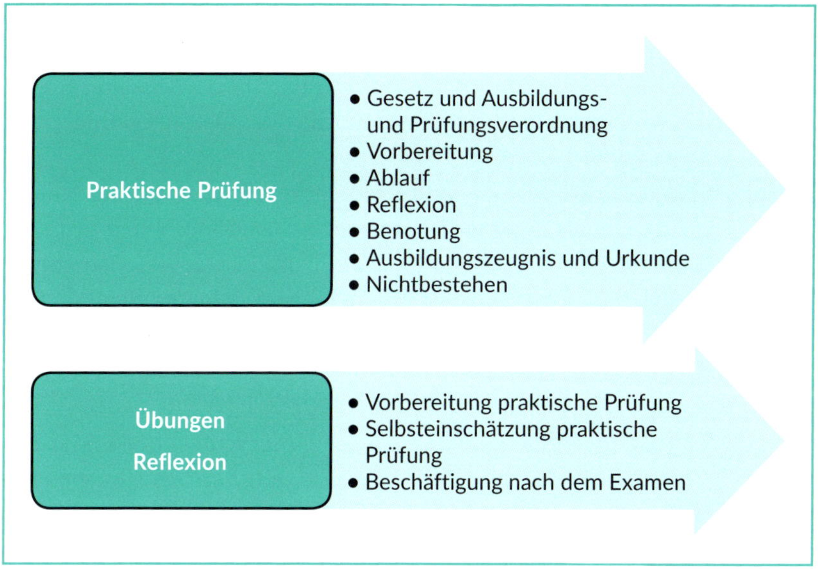

Abb. 21: Das Kapitel im Überblick

Sie möchten sich auf die praktische Prüfung vorbereiten? Eins vorneweg: Sie pflegen während Ihrer Prüfung Menschen vor den Augen Ihrer Prüfer*innen. Neben Aufregung, Versagensängsten und der Hoffnung, alles richtig machen zu wollen, sollten Sie die Situation der zu pflegenden Menschen nicht vergessen, sondern vielmehr in den Vordergrund Ihres Handelns stellen. Vergessen Sie nicht: Haltung und Respekt sollten Ihr pflegerisches Handeln stets begleiten.

9.1 Praktischer Teil der staatlichen Prüfung

Sie müssen die Kriterien einer Leistungsüberprüfung kennen, um sie erfüllen zu können.

Die staatliche Prüfung für die Pflegeausbildung umfasst jeweils einen schriftlichen, einen mündlichen und einen praktischen Teil. Gegenstand sind die auf § 5 Pflegeberufegesetz beruhenden, in Anlage 2 aufgeführten Kompetenzen. Der praktische Teil der Prüfung wird in der Regel in der Einrichtung abgelegt, in der der Vertiefungseinsatz durchgeführt wurde.

Entsprechend der Ausbildungs- und Prüfungsverordnung für die Pflegeberufe § 9 Staatliche Prüfung wird Folgendes vorgegeben: *»Im praktischen Teil der Prüfung hat die zu prüfende Person nachzuweisen, dass sie über die zur Pflege von Menschen in komplexen Pflegesituationen erforderlichen Kompetenzen verfügt und befähigt ist, die Aufgaben in der Pflege gemäß dem Ausbildungsziel des Pflegeberufegesetzes auszuführen.«*

»Wissen ist nicht Können. Das wurde uns immer wieder verdeutlicht. Und zudem ist wichtig, dass ich mein Können auch zeige. Ich muss mich also trauen, meine Handlungskompetenz auch zu zeigen, nicht nur in der praktischen Prüfung.« (Mahari, Auszubildende, 3. Ausbildungsjahr)

9.2 § 16 der Ausbildungs- und Prüfungsordnung

Wichtig ist folgender Paragraf der Ausbildungs- und Prüfungsordnung: PflAPrV § 16 Praktischer Teil der Prüfung

»(1) Der praktische Teil der Prüfung erstreckt sich auf die Kompetenzbereiche I bis V der Anlage 2.

(2) Der praktische Teil der Prüfung besteht aus einer Aufgabe der selbständigen, umfassenden und prozessorientierten Pflege. Die zu prüfende Person zeigt die erworbenen Kompetenzen im Bereich einer umfassenden personenbezogenen Erhebung des Pflegebedarfs, der Planung der Pflege, der Durchführung der erforderlichen Pflege und der Evaluation des Pflegeprozesses sowie im kommunikativen Handeln und in der Qualitätssicherung und übernimmt in diesem Rahmen alle anfallenden Aufgaben einer prozessorientierten Pflege. Wesentliches Prüfungselement sind die vorbehaltenen Tätigkeiten nach § 4 des Pflegeberufegesetzes. 9

(3) Die Prüfungsaufgabe soll insbesondere den Versorgungsbereich berücksichtigen, in dem die zu prüfende Person im Rahmen der praktischen Ausbildung den Vertiefungseinsatz nach § 6 Absatz 3 Satz 2 des Pflegeberufegesetzes absolviert hat. Sie wird auf Vorschlag der Pflegeschule unter Einwilligung des zu pflegenden Menschen und des für den zu pflegenden Menschen verantwortlichen Fachpersonals durch die Fachprüferinnen und Fachprüfer nach Absatz 6 bestimmt.

(4) Die Prüfung findet in realen und komplexen Pflegesituationen statt. Sie erstreckt sich auf die Pflege von mindestens zwei Menschen, von denen einer einen erhöhten Pflegebedarf aufweist. Die zu prüfenden Personen werden einzeln geprüft.

(5) Die Prüfung besteht aus der vorab zu erstellenden schriftlichen oder elektronischen Ausarbeitung des Pflegeplans (Vorbereitungsteil), einer Fallvorstellung mit einer Dauer von maximal 20 Minuten, der Durchführung der geplanten und situativ erforderlichen Pflegemaßnahmen und einem Reflexionsgespräch mit einer Dauer von maximal 20 Minuten.

Die Prüfung ohne Vorbereitungsteil soll einschließlich des Reflexionsgesprächs die Dauer von 240 Minuten nicht überschreiten und kann durch eine organisatorische Pause von maximal einem Werktag unterbrochen werden. Für den Vorbereitungsteil ist eine angemessene Vorbereitungszeit unter Aufsicht zu gewähren.

(6) Die Prüfung wird von mindestens zwei Fachprüferinnen oder Fachprüfern, von denen eine oder einer Fachprüferin oder Fachprüfer nach § 10 Absatz 1 Satz 2 Nummer 4 ist, abgenommen und benotet. Die oder der Vorsitzende des Prüfungsausschusses ist berechtigt, sich an der Prüfung zu beteiligen und dabei selbst Prüfungsfragen zu stellen.

(7) Aus den Noten der Fachprüferinnen oder Fachprüfer bildet die oder der Vorsitzende des Prüfungsausschusses im Benehmen mit den Fachprüferinnen oder Fachprüfern die Prüfungsnote.

(9) Die Gesamtnote für den praktischen Teil der Prüfung bildet die oder der Vorsitzende des Prüfungsausschusses aus der Prüfungsnote und der Vornote für den praktischen Teil der Prüfung nach § 13 Absatz 1 und 2.«

- Lesen Sie den § 16 PflAPrV im Originaltext, https://www.gesetze-im-internet.de/pflaprv/.
- Überlegen Sie, wie Sie Ihre praktische Prüfung gestalten können.
- Sprechen Sie mit Ihren Pflegelehrer*innen und mit anderen Auszubildenden, wie die praktische Prüfung in den Pflegeeinrichtungen abläuft.
- Überlegen Sie, was eine komplexe Pflegesituation ausmacht.
- Auch ist es hilfreich sich zu überlegen, mit welcher Note Sie die praktische Prüfung bestehen möchten.

Tipp

Der Weg ist das Ziel. Lassen Sie sich nicht von Ängsten und Sorgen beeinflussen. Gehen Sie die praktische Prüfung mit guter Vorbereitung und selbstbewusst an.

9.3 Zulassung zur praktischen Prüfung

Sie stellen einen Antrag auf Zulassung zur Prüfung. Ihre Pflegeschule muss hierzu eine Stellungnahme schreiben und Ihre Vornoten dem Antrag beilegen. In der Stellungnahme spielen Ihre Fehlzeiten eine wesentliche Rolle. Diese sollten nicht überschritten sein. Ohne Zulassung zur Prüfung können Sie keinen Teil der Prüfung antreten.

9.4 Rücktritt von der praktischen Prüfung

Die Rechtsvorschrift steht in § 20 PflAPrV: »*Tritt eine zu prüfende Person nach ihrer Zulassung von der Prüfung oder einem Teil der Prüfung zurück, so hat sie dem vorsitzenden Mitglied des Prüfungsausschusses den Grund für ihren Rücktritt unverzüglich schriftlich oder elektronisch mitzuteilen. Genehmigt das vorsitzende Mitglied des Prüfungsausschusses den Rücktritt, so gilt die Prüfung als nicht begonnen. Die Genehmigung ist nur zu erteilen, wenn ein wichtiger Grund vorliegt. Bei Krankheit ist die Vorlage eines amtsärztlichen Attests zu verlangen.*

Genehmigt die oder der Vorsitzende des Prüfungsausschusses den Rücktritt nicht oder teilt die zu prüfende Person den Grund für den Rücktritt nicht unverzüglich mit, so gilt die Prüfung oder der betreffende Teil der Prüfung als nicht bestanden.«

Wichtig **Attest**

Ein Attest ist laut den Vorgaben der Behörden in einigen Bundesländern »unverzüglich«, d. h. ohne schuldhaftes Zögern, einzureichen. Grundsätzlich ist es daher am selben Tag einzureichen. In Einzelfällen, die eine sofortige Einreichung unmöglich machen, hat sie unmittelbar zum Zeitpunkt des Wegfalls des Verhinderungsgrunds zu erfolgen (bspw. Tag der Entlassung aus dem Krankenhaus).

Kann das Gesundheitsamt keinen Termin am Tag des Rücktritts anbieten, müssen Sie sich dies vom Gesundheitsamt bescheinigen lassen und den Termin alsbald nachholen. Jedes Gesundheitsamt handhabt derartige Kapazitätsengpässe unterschiedlich: Die Schule sollte sich vorab beim zuständigen Gesundheitsamt informieren, wie die Auszubildenden in einem solchen Fall den Nachweis erbringen können, dass sie sich um einen Termin bemüht haben und die Auszubildenden entsprechend informieren. Achtung: Diese Regelung kann in den Bundesländern unterschiedlich praktiziert werden.

9.5 Wer ist an der Prüfung beteiligt?

An Ihrer praktischen Prüfung sind Sie selbst, in der Regel zwei Fachprüfer*innen und ggf. die Prüfungsbehörde beteiligt. Sie müssen offiziell durch die Prüfungsbehörde für die Prüfung zugelassen sein. Fachprüferin sind eine pädagogische Fachkraft Ihrer Pflegeschule und Ihre Praxisanleiterin. Vertreter der Prüfungsbehörde dürfen auch an der Prüfung teilnehmen. Dies geschieht allerdings eher selten.

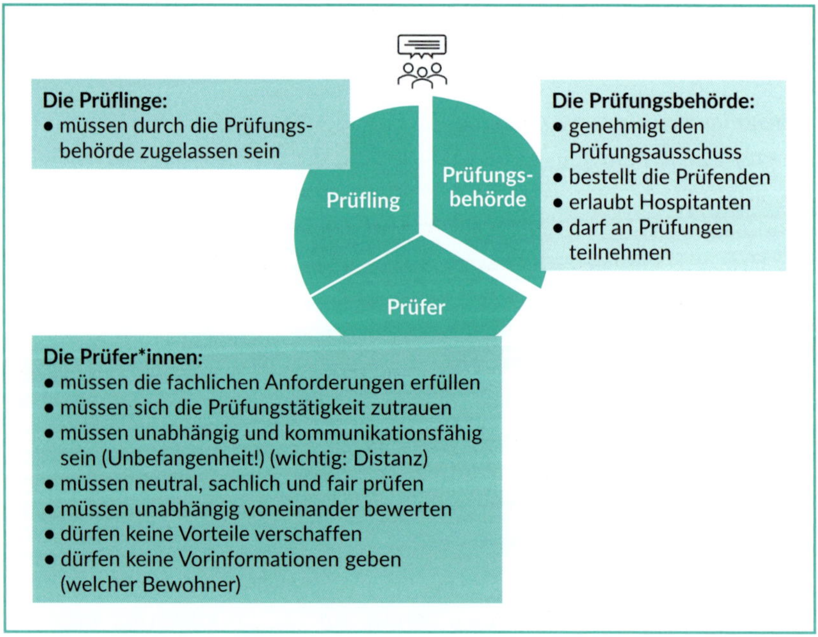

Abb. 22: Die Prüfungsbeteiligten.

Lassen Sie sich nicht beirren, falls eine Person aus der Prüfungsbehörde an Ihrer Prüfung teilnimmt. Dies hat nichts mit Ihnen als Prüfling zu tun. Manchmal nehmen Personen aus den Prüfungsbehörden an Prüfungen teil, um sich einen Eindruck über den Ablauf zu verschaffen. Die Personen aus den Prüfungsbehörden sind Berufsfremde.

Ihre Praxisanleitenden sind in der Funktion als Fachprüfer*innen häufig auch sehr aufgeregt und manchmal auch unerfahren. Sie möchten in der Vielzahl der Fälle, dass Sie als ihre Auszubildende eine gute Prüfung absolvieren. Schließlich hat sie Sie ausgebildet.

»Auf die Praxisanleitenden kommt mit der praktischen Prüfung eine hohe Verantwortung zu, da sie Fachprüfer werden. Darauf sind die meisten erstmal nicht vorbereitet.« (Monika Dessler, Pflegepädagogin, Leiterin einer Pflegeschule)

9.6 Dürfen Praxisanleitende in der praktischen Prüfung helfen?

Die Fachprüfer*innen dürfen unterstützend tätig sein, um z. B. ein rückenschonendes Arbeiten zu ermöglichen oder um die Sicherheit des zu Pflegenden zu garantieren. Der Prüfling muss jedoch klar delegieren und instruieren. Der unterstützende Fachprüfer versetzt sich in die Rolle einer ungelernten Hilfskraft und führt nur aus, was der Prüfling anweist.

9.7 Der Ablauf der praktischen Prüfung

Auch in Prüfungen sollten Sie ein Arbeitsbündnis mit den zu Pflegenden eingehen, bevor Sie sie pflegen.

Der Ablauf der praktischen Prüfung gestaltet sich wie folgt (vgl. § 16 Abs. 4 PflAPrV):

- Ca. 120 Minuten für das Schreiben der Pflegeplanung für die beiden zu pflegenden Personen (»Vorbereitungsteil« unter Aufsicht; vor dem Schreiben der Pflegeplanung muss eine angemessene Zeit für das Sammeln von Informationen eingeplant werden).
- Fallvorstellung der zu pflegenden Personen mit einer Dauer von insgesamt maximal 20 Minuten (»Übergabe«).
- Durchführung der geplanten und situativ erforderlichen Pflegemaßnahmen an beiden zu pflegenden Personen (maximal 200 Minuten).
- Reflexionsgespräch mit einer Dauer von maximal 20 Minuten.

9.8 Reflexionsgespräch und Reflexionszyklus

Definition **Reflexion**

Reflexion leitet sich von lat. reflexio = das Zurückbeugen ab und meint eine aktive Tätigkeit, die auf das Nachdenken und Diskutieren über Lehr- und Lernprozesse abzielt.

Das Reflexionsgespräch soll nicht zu einer weiteren mündlichen Prüfung führen, sondern lediglich der Reflexion der Prüfungsleistung dienen und Ihnen als Prüfling die Möglichkeit geben, Ihr Handeln wissenschaftlich zu begründen. Die entsprechende rechtliche Vorgabe findet sich in § 16 Abs. 4 PflAPrV.

Die Prüfung ohne Vorbereitungsteil soll einschließlich des Reflexionsgesprächs die Dauer von 240 Minuten nicht überschreiten und kann durch eine organisatorische Pause von maximal einem Werktag (i. d. R. nach dem Vorbereitungsteil) unterbrochen werden.

Aus Gleichbehandlungsgründen ist die Minimaldauer an der Maximaldauer (240 Minuten ohne Vorbereitungsteil) ausgerichtet, aber praktisch nicht vorgegeben, da die Prüfung eine realitätsnahe Situation wiedergeben soll. Alle Prüflinge sollen gleich lang geprüft werden.

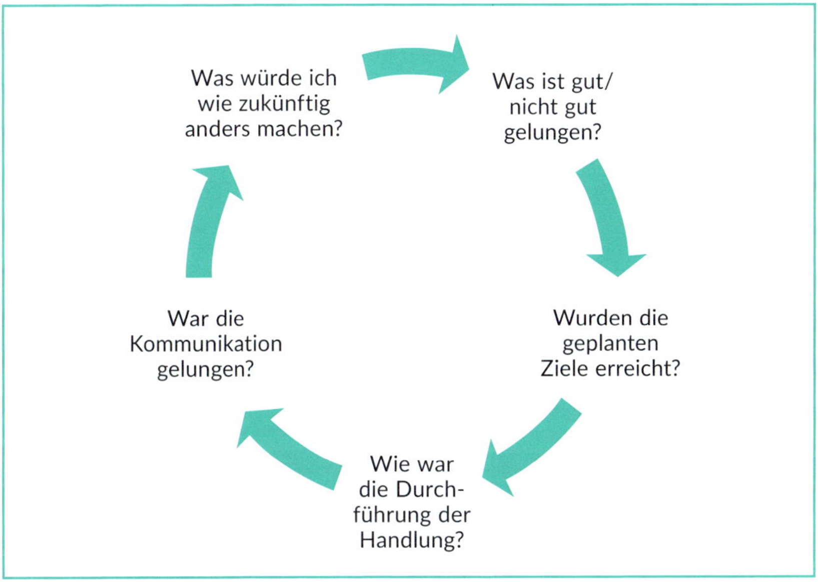

Abb. 23: Der Reflexionszyklus.

Das Reflexionsgespräch folgt den Schritten:

1. Was ist gut/nicht gut gelaufen?
2. Wurden genannte und geplante Ziele erreicht?
3. Wie war die pflegerische Durchführung?
4. Wie war die Kommunikation?
5. Frage an den Prüfling: »Was würden Sie zukünftig anders machen?«

Tipp
Im Reflexionsgespräch besteht die Möglichkeit, begangene Fehler zu reflektieren und das eigene Handeln kritisch zu hinterfragen. Es verbessert die Note, wenn Sie Fehler erkannt haben, diese benennen und erklären können. Erklären Sie, ob und wie Sie besser hätten handeln können. Reflektieren Sie auch immer die Situation des zu Pflegenden.

9.9 Die Benotung

Das Notenschema finden Sie unter § 17 (PflAPrV).

Tab. 14: Vornoten bzw. Noten bei der staatlichen Prüfung

Erreichter Wert	Note	Notendefinition
Bis unter 1,50	sehr gut (1)	eine Leistung, die den Anforderungen in besonderem Maß entspricht
1,50 bis unter 2,50	gut (2)	eine Leistung, die den Anforderungen voll entspricht
2,50 bis unter 3,50	befriedigend (3)	eine Leistung, die im Allgemeinen den Anforderungen entspricht
3,50 bis unter 4,50	ausreichend (4)	eine Leistung, die zwar Mängel aufweist, aber im Ganzen den Anforderungen noch entspricht
4,50 bis unter 5,50	Mangelhaft (5)	eine Leistung, die den Anforderungen nicht entspricht, jedoch erkennen lässt, dass die notwendigen Grundkenntnisse vorhanden sind und die Mängel in absehbarer Zeit behoben werden können
ab 5,50	Ungenügend (6)	eine Leistung, die den Anforderungen nicht entspricht, und selbst die Grundkenntnisse so lückenhaft sind, dass die Mängel in absehbarer Zeit nicht behoben werden können

9.10 Berücksichtigung der Vornoten

Die Prüfungsausschussvorsitzende legt eine Vornote für den schriftlichen, mündlichen und praktischen Teil der Prüfung fest. Die Noten resultieren aus Ihren Jahreszeugnissen zu Ende jedes Ausbildungsjahres. Die Vornoten werden jeweils mit einem Anteil von 25 von Hundert berücksichtigt.

9.11 Bestanden oder nicht?

Sie haben den praktischen Teil der Prüfung und alle anderen Teile der Prüfung bestanden, wenn die Prüfung mindestens mit »ausreichend« benotet wird.

9.12 Das Ergebnis der praktischen Prüfung

Ergebnisse der einzelnen Prüfungsteile werden nicht bekannt gegeben. Sie erfahren Ihre Noten der schriftlichen, praktischen und mündlichen Prüfung erst am Ende ihrer mündlichen Prüfung, nachdem der Prüfungsausschuss getagt hat.

9.13 Durchgefallen?

Eine Prüfung wiederholen zu müssen ist kein Beinbruch.

Wenn Sie die praktische Prüfung oder einen anderen Teil der Prüfung nicht erfolgreich absolviert haben, haben Sie einen Anspruch auf eine Wiederholungsprüfung. Je nachdem müssen Sie auch Ausbildungszeit verlängern. Dies wird Ihnen per Einzelbeschluss von der Prüfungsbehörde mitgeteilt.

Der Zeitraum bis zur Wiederholungsprüfung hängt von den Defiziten ab, welche aus einem Teil oder aus mehreren Teilen der Prüfung hervorgegangen sind (möglichst zeitnah).

Bei zu absolvierender Verlängerung muss ein Antrag auf Zulassung zur Wiederholungsprüfung gestellt werden, da bei Überschreitung der Fehlzeitengrenze ein Antrag abgelehnt werden kann. Es gilt die übliche Frist von sechs Wochen.

Sie müssen allerdings klären: Wie ist das Angestelltenverhältnis für Wiederholer, die die Ausbildung nicht verlängern müssen? Fragen Sie bei Ihrem Ausbildungsträger, ob Sie bis zur letzten Wiederholungsprüfung bspw. als ungelernte Hilfskraft beschäftigt werden können.

9.14 Ausbildungszeugnis und Erlaubnis zur Führung der Berufsbezeichnung

Ihr Ausbildungszeugnis listet Ihre Prüfungsergebnisse der Pflegeausbildung auf. Ihr Prüfungszeugnis kann Ihnen niemand mehr nehmen. Dies besitzen Sie ein Leben lang.

Die Urkunde zur Erlaubnis zur Führung der Berufsbezeichnung stellt die zuständige Behörde nach erfolgreichem Abschluss aller Prüfungsteile aus. Diese »Urkunde« kann Ihnen bei juristisch schwerwiegenden Verstößen wieder entzogen werden.

Wenn Sie sich bewerben, müssen Sie immer beide Dokumente vorlegen: Das »Prüfungszeugnis« und die »Erlaubnis zur Führung der Berufsbezeichnung«.

Auch wenn Sie später Bewerber*innen auswählen und Personen einstellen – Sie müssen sich immer beglaubigte Kopien beider Dokumente vorlegen lassen.

Info

Geben Sie niemals Ihre Originale aus der Hand – immer nur beglaubigte Kopien.

Die Kosten für die Erteilung der Erlaubnis zur Führung der Berufsbezeichnung müssen Sie tragen. Die Verwaltungsgebühr ist nach Erhalt des Gebührenbescheides zu überweisen. Die Ausstellung des Prüfungszeugnisses ist gebührenfrei. Die Ausstellung einer Ersatzurkunde ist kostenpflichtig.

9.15 Nach dem Examen

Machen Sie sich frühzeitig Gedanken darüber, wo Sie nach dem Examen arbeiten möchten, und bewerben Sie sich vor dem ersten Teil der Prüfung. Fragen Sie selbstbewusst nach Gehalt, Aufgaben, Arbeitszeit und Fort- und Weiterbildungsmöglichkeiten. Erstellen Sie einen professionellen Lebenslauf. Diesen können Sie Zeit Ihres Lebens aktualisieren und fortschreiben. Entwerfen Sie ein ansprechendes Bewerbungsschreiben, das Ihre Wünsche verdeutlicht.

Tipp

Warten Sie mit der Suche nach eine Anschlussbeschäftigung nicht bis nach dem Examen. Werden Sie proaktiv – es geht um Ihre Zukunft.

»Mir wurde schon in der Mitte des zweiten Ausbildungsjahres gesagt, dass ich eine Anschlussbeschäftigung im Pflegeheim bekomme. Ich habe mich daraufhin informiert, wie die Rahmenbedingungen sind. Damit meine ich Gehalt, Arbeitszeit und Wohngruppe.« (Mahari, Auszubildende, 3. Ausbildungsjahr)

9.16 Übung: Vorbereitung auf die praktische Prüfung

Üben Sie die praktische Prüfung:

- Auswahl der Patienten/Bewohner.
- Erstellen der Pflegeplanung im gesetzten Zeitrahmen und mit prüfungsidentischen Vorgaben (z. B. nach der SIS®).
- Durchführung der Pflege. Bitten Sie eine Person (Auszubildende, Pflegekraft, Praxisanleiterin) die Durchführung zu beobachten und zu protokollieren. (Bieten Sie dies im Gegenzug auch anderen Auszubildenden an).
- Üben Sie das Reflexionsgespräch.
- Schätzen Sie Ihre Leistung ein.
- Werten Sie die Protokolle aus.

Schätzen Sie den Mehrwert Ihrer Übung ein:

- Wie sicher fühlen Sie sich?
- Welche Fragen sind noch offen?
- Überlegen Sie: Mit welcher Note möchten Sie die praktische Prüfung abschließen?

9.17 Check: Praktische Prüfung

Tab. 15: Wie gut kennen Sie die Rahmenbedingungen der praktischen Prüfung?

Ich reflektiere:	Trifft gar nicht zu	Trifft teilweise zu	Trifft voll zu
1. Ich habe den Ablauf der praktischen Prüfung bereits allein und mit Unterstützung des Praxisanleitenden in der Pflegepraxis geübt.			
2. Ich habe den konkreten Ablauf und Termin der praktischen Prüfung mit dem zuständigen Praxisanleitenden besprochen.			
3. Die Struktur der Pflegeplanung, die ich in der praktischen Prüfung verwende, ist mit bekannt, erscheint mir logisch und ich habe mehrfach geübt die Pflege schriftlich zu planen.			
4. Das Reflexionsgespräch ist mir im Ablauf und in der Bedeutung bekannt und ich bin in der Lage meine Handlungen professionell zu reflektieren.			
5. Ich gehe das Reflexionsgespräch mit den Fachprüfern gedanklich durch und habe es mehrfach simuliert geübt.			
6. Ich weiß, dass ich eine nichtbestandene Prüfung wiederholen kann.			
7. Ich reflektiere meine praktische Prüfung selbstkritisch, um daraus für weitere Prüfungen Rückschlüsse auf mein Verhalten und meine Kompetenzen ziehen zu können.			

9.18 Check: Meine Beschäftigung nach dem Examen

Tab. 16: Wie geht es nach dem Examen für Sie weiter?

Ich reflektiere:	Trifft gar nicht zu	Trifft teilweise zu	Trifft voll zu
1. Ich habe mich bereits vier Monate vor dem Examen bei meinen Wunscharbeitgebern beworben.			
2. Mir wurden potenzielle Stellen schriftlich zugesichert mit Angaben zu: Verdienst, Aufgaben, Arbeitszeit und Fortbildungsmöglichkeiten.			
3. Ich bin mir über meine berufliche Laufbahn und Weiterbildungsmöglichkeit im Klaren.			
4. Ich habe mich gut auf mündliche Bewerbungsgespräche vorbereitet und diese geübt.			
5. Ich habe Kriterien, nach denen ich meine möglichen Arbeitgeber bewerte, bevor ich mich für einen entscheide.			
6. Mir ist bewusst, dass ich nach der Pflegeausbildung spezifisches Fachwissen und alters- und settingspezifisches Fachwissen erleben und erlernen muss.			

10 Qualitätsentwicklung praktische Pflegeausbildung

Qualität verfolgt zumeist etwas Neues, Höheres oder anderes.

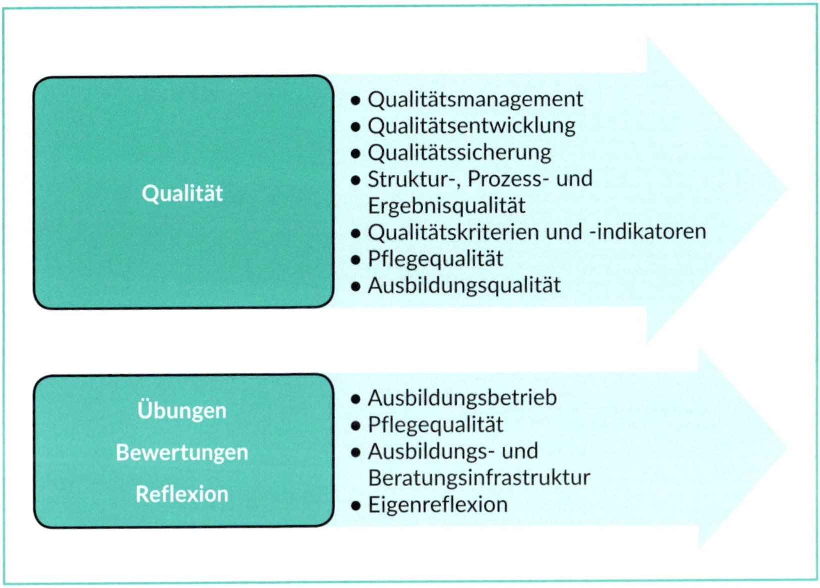

Abb. 24: Das Kapitel im Überblick.

Sie fragen sich, was Qualitätsentwicklung mit Ihrer praktischen Pflegeausbildung zu tun? Eine Menge! Die Qualität der gelebten Pflege und Pflegeausbildung entscheidet über Ihre praktische Pflegeausbildung und Ihre berufliche Entwicklung. Von daher gilt:

- Sie sollten das Qualitätsmanagement einer Pflegeeinrichtung kennen.
- Sie sollten die Begriffe Qualität, Qualitätsmanagement, Qualitätsentwicklung und Qualitätssicherung kennen und anwenden können.
- Sie sollten wissen, wie Sie selbst qualitativ hochwertige berufliche Handlungskompetenz erwerben können.
- Sie sollten anhand von Qualitätskriterien und Indikatoren lernen, die Qualität bewerten zu können.
- Sie sollten auch reflexiv Ihr eigenes Engagement im Qualitätsmanagement einschätzen lernen.

10.1 Qualität

Der Begriff Qualität ist ein neutraler Begriff. Erst die Kennzeichnung, ob die Qualität gut oder schlecht ist, bestimmt das Qualitätsmerkmal.

Beispiele:
- Der Pflegedienst verfolgt eine hochwertige Pflegequalität.
- Die Pflegelotion hat eine geringe Qualität.
- Ich kaufe nur Lebensmittel höchster Qualität.
- Die individuelle Pflege hat für den Bewohner eine mangelhafte Qualität, da nur nach Standard gepflegt wird.
- Die praktische Pflegeausbildung in der Pflegeeinrichtung Lebenssonne folgt höchsten Qualitätszielen.
- Die Praxisanleitungsqualität ist mangelhaft.

Die Beispiele verdeutlichen: Erst das Merkmal (gut, schlecht, mangelhaft ...) verdeutlicht die Güte einer Qualität. Qualität ist nicht einfach schon da – Qualität muss entwickelt werden.

»Früher habe ich gedacht, dass immer, wenn von Qualität die Rede war, gute Qualität gemeint war. Erst als ich mich mit QM befasst habe wurde mir klar, dass Qualität natürlich auch schlecht sein kann.« (Mahari, Auszubildende, 3. Ausbildungsjahr)

10.2 Qualität muss geplant werden

Nicht vergessen: Pflegequalität erfordert auch Ethik.

Qualität muss geplant und gemanagt werden, wenn die Qualität gut werden soll. Wie alle Prozesse, die gelingen sollen, bedarf es auch bei Qualität einer guten Konzeption und Planung, bevor die Prozesse gesteuert und arrangiert, kontrolliert und gesichert, abschließend evaluiert und verbessert werden. Dies alles nennt man Qualitätsmanagement.

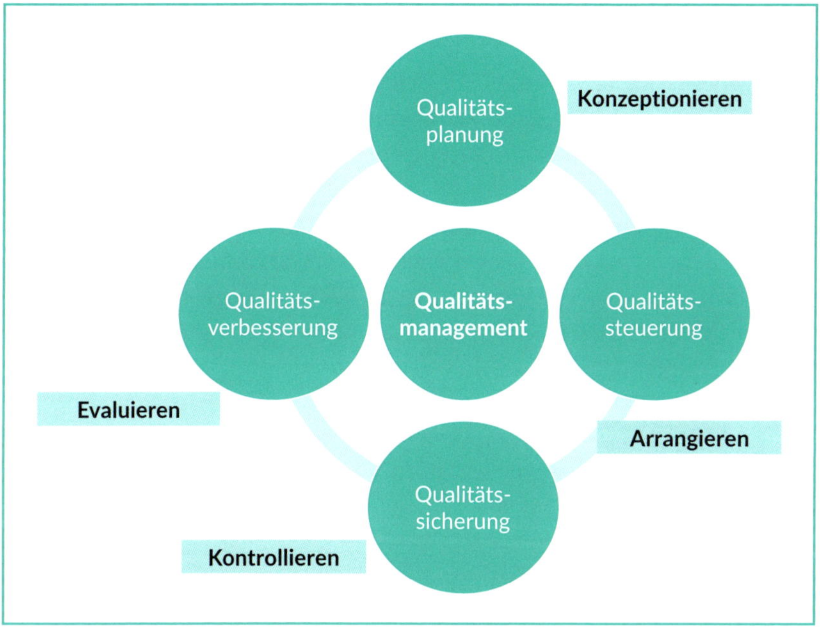

Abb. 25: Qualitätsmanagement.

Die Qualität der Pflege und auch die praktische Ausbildungsqualität muss geplant werden und unterliegt dem Qualitätsmanagement. Erst wenn das Ziel der Qualität klar ist, kann gute Qualität entstehen und Qualität weiterentwickelt werden.

10.3 Qualitätsentwicklung, -management und -sicherung

Pflegequalität zu entwickeln bedeutet, sich nicht vorrangig an ökonomischen Zielen zu orientieren.

Qualitätsentwicklung befasst sich z. B. in einer Organisation mit der Verbesserung der Qualität von Arbeitsabläufen, Arbeitsstrukturen, Arbeitsklima oder Kooperationen. Auch Pflegequalität muss mit Zielen und Prozessabläufen definiert werden.

Grundwerte guter Pflege sind Menschlichkeit, Fürsprache und Respekt. Dazu gehört auch die Achtung des Selbstbestimmungsrechts und der Privatheit. Ziele guter Pflege sind Wohlbefinden, Sicherheit und Gesundheitsschutz und die Gesundheitsförderung bei pflegebedürftigen Menschen.[15]

Auch die praktische Pflegeausbildung bedarf und unterliegt einer ständig zu optimierenden Qualitätsentwicklung und kontinuierlichen Verbesserungsprozessen. Dazu gehören z. B. die pädagogische Haltung, Ausbildungsstruktur und Ausbildungsprozesse, sowie Praxisanleitung und Ausbildungsinhalte.

Info
Eine gute Qualität der praktischen Pflegeausbildung kann einen wesentlichen Wettbewerbsvorteil darstellen und den Bedarf an Pflegefachkräften sichern.

[15] Vgl. https://www.zqp.de/

»Die Anleitung und Betreuung von mir als FSJlerin war im Altenheim schon so gut und partnerschaftlich, dass ich mir sicher war, dort meine Pflegeausbildung machen zu wollen.« (Mahari, Auszubildende, 3. Ausbildungsjahr)

Qualitätsmanagement oder -sicherung sind Aufgaben der strategischen Unternehmensführung. Sie beschäftigen sich im Kontext Pflegeausbildung damit, für alle Ausbildungsprozesse und -ergebnisse eines Unternehmens die höchstmögliche Qualität zu gewährleisten. Qualität bedeutet dabei die Erfüllung von Anforderungen und Erwartungen. Erwartungen und Anforderungen gehen in diesem Fall von Auszubildenden, den Kooperationspartnern und den zu pflegenden Menschen aus.

Info

Das Qualitätsmanagement umfasst alle Maßnahmen zur:

- Planung,
- Steuerung und
- Optimierung von Prozessen anhand vorgegebener Anforderungen (Kriterien).

Das Ziel von Qualitätsmanagement ist, die Qualität eines Produktes oder einer Dienstleistung sowie der praktischen Pflegeausbildung und die Zufriedenheit der Auszubildenden zu verbessern. Das Qualitätsmanagement einer Ausbildungseinrichtung muss neben anderen Geschäfts- und Pflegeprozessen auch systematisch die praktische Pflegeausbildung als wesentlichen Part vorsehen. Sie muss strukturell, prozessual und im Ergebnis berücksichtigt, durchgeführt und evaluiert werden. Nur so kann sich eine gute Ausbildungsqualität entwickeln.

»Wir Auszubildende der Pflege sollen der QMB nach jedem Praxiseinsatz Vorschläge zur Optimierung der Ausbildung nennen. Das macht Spaß und regt zum Nachdenken an. Außerdem nimmt man unsere Vorschläge ernst. Das finde ich gut.« (Mahari, Auszubildende, 3. Ausbildungsjahr)

Ziele von Qualitätsmanagement im Kontext Pflegeausbildung können u. a. sein:

- Erhöhung der Zufriedenheit der Auszubildenden und an der Ausbildung beteiligten Personen.
- Bindung und Neugewinnung von Auszubildenden.
- Verbesserung der Mitarbeiterzufriedenheit (Struktur und Verteilung der Ausbildungsaufgaben).
- Verbesserung der Kompetenzniveaus von Praxisanleitenden.
- Verbesserung der Ausbildungsqualität.
- Verbesserung der Zusammenarbeit mit Kooperationspartnern.
- Erreichung einer internen oder externen Zertifizierung.
- Stärkung des Unternehmensimages.
- Erhöhung der Einnahmen zur Refinanzierung der Ausbildung.
- Verbesserung der Ausbildungsbedingungen.

Während Qualitäts**sicherung** darauf abzielt, einen bereits bestehenden Qualitätsstandard zu erhalten, hat Qualitäts**entwicklung** die kontinuierliche und systematische Reflexion von Strukturen, Prozessen und Ergebnissen zum Ziel.

Die Qualitätssicherung ist Bestandteil des Qualitätsmanagements. Egal ob organisatorische, technische, pflegerische und Ausbildungsprozesse – die Qualitätsentwicklung und -sicherung fokussiert alle Arbeitsprozesse qualitativ gleichermaßen. Die Reflexion von praktischer Ausbildung ist daher ein wichtiges Instrument der Qualitätsentwicklung und -sicherung.

10.4 Qualitätsmanagementbeauftragte

Die Qualitätsmanagementbeauftragte (QMB) wird in Einrichtungen und Organisationen als interne Dienstleisterin und Beraterin für das Qualitätsmanagement angesehen. QMBs sind zuständig für die Feststellung und Aktivierung von Qualitätsentwicklung und -sicherung. Die Stellung einer Qualitätsbeauftragten ist keine leitende Position im eigentlichen Sinne, sondern eine der Leitung zugeordnete Stelle. Diese Stellungen nennt man Stabsstelle. QMBs definieren Qualitätsprozesse und evaluieren deren Wirkung. Auch organisieren sie interne und externe Zertifizierungen.

Tipp

Beginnen Sie früh in Ihrer praktischen Pflegeausbildung, sich für Qualität, Pflegequalität, Qualitätsmanagement und Qualitätsentwicklung zu interessieren. Bringen Sie sich während der Praxiseinsätze aktiv zum Thema Qualität ein und fragen Sie nach Qualitätsstandards. Sie werden in Zukunft die entscheidende Person sein, die die Qualität in der Pflege weiterentwickelt. Wer sollte es denn sonst tun?

10.5 Struktur-, Prozess- und Ergebnisqualität

Pflegequalität zu evaluieren, bedeutet auch das ethisch menschliche Bündnis auf seine Wirkung hin zu überprüfen.

Kennen Sie die Unterscheidung von Struktur-, Prozess- und Ergebnisqualität? Avedis Donabedian[16] stellte bereits 1980 die notwendige Unterscheidung in Struktur-, Prozess- und Ergebnisqualität als zentrale Qualitätsdimensionen in der gesundheitlichen Versorgung dar. Die Qualität der Pflege

[16] Vgl. Donabedian A (1980): The Definition of Quality and Approaches to Its Assessment, Explorations in Quality Assessment and Monitoring. Band 1, Health Administration Press

oder auch der praktischen Pflegeausbildung in dieser Struktur einzuschätzen oder zu evaluieren kann hilfreich sein, um im Kontext Qualitätssicherung routinierter zu werden. Hier am Beispiel der praktischen Pflegeausbildung (▶ Abb. 26).

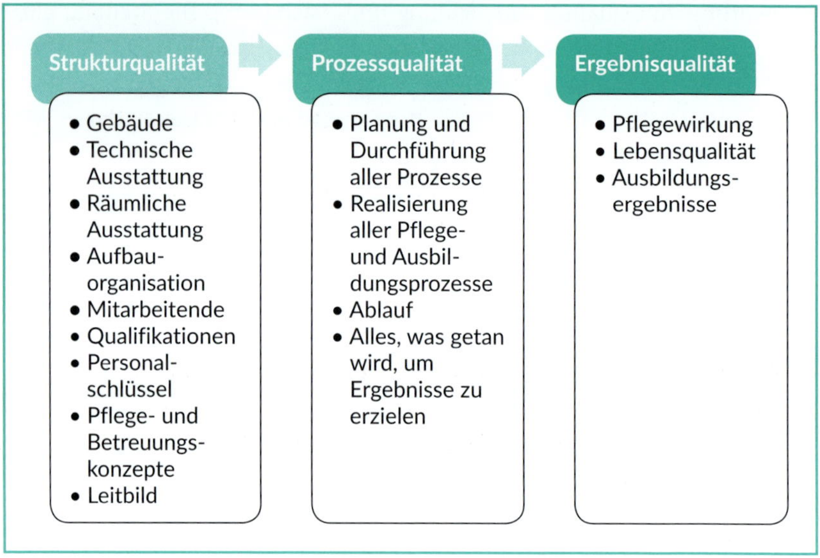

Abb. 26: Struktur-, Prozess- und Ergebnisqualität

10.5.1 Strukturqualität

Unter Strukturqualität werden die Rahmenbedingungen der Ausbildungsbetriebe für die praktische Pflegeausbildung verstanden. Strukturqualität umfasst die relativ stabilen Charakteristika der eingesetzten personellen und materiellen Ressourcen, die den Betrieben zur Verfügung stehen. Materielle oder sachliche Rahmenbedingungen beziehen sich auf die technische Ausrüstung, die bauliche Einrichtung, die Infrastruktur sowie die Räumlichkeiten und Arbeitsmittel. Unter personellen Ressourcen lassen sich die Kenntnisse, Fähigkeiten, Kompetenzen, Qualifikationen sowie der Aus-, Weiter- und Fortbildungsstand des Personals zusammenfassen.

Zum anderen sind auch die organisatorischen und finanziellen Gegebenheiten, z. B. Ausbildungs-, Arbeitskonzepte und rechtliche/vertragliche Bestimmungen, unter denen sich der pflegerische Versorgungsprozess vollzieht, gemeint.

10.5.2 Prozessqualität

Die Qualität der Prozesse bezieht sich auf die Art und Weise wie Pflege- und Ausbildungsleistungen erbracht werden und beschreibt somit die Gesamtheit aller Aktivitäten, die im Verlauf der tatsächlichen Erstellung der praktischen Pflegeausbildung vollzogen werden.

Sie umfasst damit alle pflegerischen und administrativen Tätigkeiten, die entweder direkt oder indirekt an dem unmittelbaren Versorgungs- und Ausbildungsprozess beteiligt sind. Sie beinhaltet die Durchführung von Beratungen, den Ablauf der pflegerischen Versorgung, die Handhabung von Pflegestandards und Vorschriften, die Anleitung, Reflexion und Begleitung der Auszubildenden.

10.5.3 Ergebnisqualität

Die Ergebnisqualität der Pflege misst sich in der Pflegewirkung. Man folgt der Frage: Welche Wirkung hat die durchgeführte Pflegemaßnahme bewirkt? Ausbildungsbezogen werden unter der Ergebnisqualität, ausgehend vom aktuellen Ausbildungsstand, die Wirkung der durchgeführten Anleitungen und Ausbildungsaktivitäten und die Entwicklung der Auszubildenden verstanden.

Meist wird die Ergebnisqualität von den Auszubildenden selbst bewertet, Zufriedenheit und Anleitungsqualität sind dabei wichtige Qualitätsaspekte. Aber auch der Grad der Zielerreichung und Einhaltung von Zielvereinbarungen dienen in vielen Unternehmen als Synonyme für Ausbildungserfolg.

Tipp

»Ich kann nur jedem Azubi in der Pflege raten, Pflege nach Strukturen, Prozessen und Ergebnissen evaluieren zu können. Das ist die Basis, um im Qualitätsmanagement durchblicken zu können.« (Mahari, Auszubildende, drittes Ausbildungsjahr)

10.6 Qualitätskriterien und -indikatoren

Auch Werte und Haltungen können in pflegerische Qualitätskriterien gefasst werden.

10.6.1 Qualitätskriterien

Kriterien für die Bewertung der Qualität der Leistungserbringung, hier am Beispiel für die praktische Pflegeausbildung, sind Eigenschaften, die erwartet werden.

Beispiele:

- Zugänglichkeit der Praxisanleitenden
- Frequenz und Güte der Anleitungen
- Stetigkeit/Koordination der Anleitung
- Klienten-, Patienten- und Auszubildendenorientierung
- Sicherheit der Versorgungs- und Ausbildungsumgebung
- Kooperationsbedingungen zwischen den ausbildenden Betrieben und der Pflegeschule

»Die Qualitätskriterien für den Praxiseinsatz in der Pädiatrie wurden uns zum Glück bereits zu Beginn des Einsatzes ausgehändigt. Ansonsten wäre es zu Missverständnissen gekommen.« (Mahari, Auszubildende, 3. Ausbildungsjahr)

10.6.2 Qualitätsindikatoren

Qualitätsindikatoren sind Maße, deren Ausprägung eine Unterscheidung zwischen guter und schlechter Qualität von Strukturen, Prozessen und/oder Ergebnissen der Versorgung ermöglichen sollen.

Qualitätsindikatoren sind Hilfsgrößen, die die Qualität einer Einheit durch Zahlen bzw. Zahlenverhältnisse indirekt abbilden. Den Qualitätskriterien werden Maßeinheiten beigepflegt.

Am Beispiel der praktischen Pflegeausbildung:
- Praxisanleitende sind während des gesamten Praxiseinsatzes für die Auszubildenden ansprechbar.
- Geplante Anleitungen finden einmal pro Woche für 60 Minuten statt.
- Auch bei externen praktischen Einsätzen finden Reflexionsgespräche zwischen Auszubildenden und Praxisanleitenden zweimal pro Einsatz statt.

10.6.3 Kontinuierliche Verbesserungsprozesse

Qualitätskriterien und -indikatoren müssen definiert, und Qualität muss kontinuierlich verbessert und weiterentwickelt werden. Kontinuierliche Verbesserungsprozesse (KVP) sind feststehende Begriffe im Qualitätsmanagement.

»Im Vertiefungseinsatz mussten wir selbst Qualitätskriterien und -indikatoren für den Einsatz benennen. Am Ende des Einsatzes sollten wir diese dann evaluieren und entsprechend des KVP-Verbesserungsvorschläge machen. Das war eine gute Übung zum Thema Qualitätsmanagement in der Pflege.« (Mahari, Auszubildende, drittes Ausbildungsjahr)

10.7 Zertifizierung

Eine Zertifizierung kann grundsätzlich intern oder extern erfolgen. Bei internen Zertifizierungen managen Mitarbeitende den Qualitätsprüfungsprozess selbst und sie bescheinigen sich selbst das Ergebnis der Prüfung.

Möchte eine Pflegeeinrichtung sich neben den verpflichtenden Prüfungen extern zertifizieren lassen, so bedient sie sich externer Zertifizierungsgesellschaften, die zur Prüfung der Qualität in die Einrichtung kommen.

Es gibt verschiedene Qualitätssiegel und Zertifikate, mit denen sich Pflegeeinrichtungen und Pflegedienste die Umsetzung von bestimmten Maßnahmen zur Qualitätssicherung, wie Anforderungen an die Hygiene, das Medikamenten- oder das Fehlermanagement, bescheinigen lassen können.

Info
Die Siegel und Zertifikate sind jedoch nicht vergleichbar, da Prüfverfahren und konkrete Prüfinhalte unterschiedlich und nicht immer transparent sind. Pflegewissenschaftlich gesicherte und verlässliche Aussagen über die Qualität der Pflegeleistungen und -angebote können anhand dessen nicht getroffen werden.

10.8 Pflegequalität definieren und evaluieren

Dass sich Pflegequalität an dem bemisst, wie Sie selbst gepflegt werden möchten, ist kein erstrebenswerter Maßstab.

Sie sollten als Auszubildende wissen: In Deutschland gibt es verpflichtende Maßnahmen zur Sicherung und Kontrolle der Pflegequalität. Ambulante Pflegedienste und stationäre Pflegeeinrichtungen müssen über ein internes

Qualitätsmanagement verfügen, welches für die Umsetzung solcher Maßnahmen sorgt. Dazu zählen beispielsweise die systematische Pflegedokumentation, Pflegeaudits und regelmäßige Fortbildungen.

10.8.1 Der Medizinische Dienst (MD)

Die Überprüfung der Pflegequalität erfolgt zum einen durch das interne Qualitätsmanagement der Pflegedienste und -einrichtungen selbst und zum anderen durch externe Stellen. So prüfen der Medizinische Dienst (MD) und der Prüfdienst des Verbands der Privaten Krankenversicherung (PKV-Prüfdienst) die Pflegequalität auf Basis bundesweit verbindlicher Richtlinien.

10.8.2 Interne Datenerfassung Pflegequalität

Für die interne Datenerfassung gibt es für stationäre Pflegeeinrichtungen konkrete verpflichtende Vorgaben: Sie erfassen halbjährlich Daten über die Pflegequalität, etwa zur Mobilität, zur Ernährung der Bewohner und Bewohnerinnen oder zum Auftreten von einem Dekubitus. Es werden zehn Indikatoren aus drei Qualitätsbereichen erhoben:

1. Erhalt und Förderung von Selbstständigkeit,
2. Schutz vor gesundheitlichen Schädigungen und Belastungen sowie
3. Unterstützung bei spezifischen Bedarfslagen.

Diese Daten werden anschließend an eine Datenauswertungsstelle (DAS) übermittelt. Dort werden sie auf Vollständigkeit, Fehler und statistische Plausibilität geprüft sowie hinsichtlich der Ergebnisse ausgewertet. Die DAS setzt die Ergebnisse jeder Einrichtung in Bezug zu den Daten aller Pflegeheime bundesweit.

Für die ambulante Pflege bestehen entsprechende Vorgaben noch nicht. Wissenschaftsbasierte Instrumente und Verfahren wurden aber bereits entwickelt und in einem Pilotversuch auf Praktikabilität und Zuverlässigkeit getestet. Folgend ist geplant, Anpassungen vorzunehmen und eine erneute Pilotierung durchzuführen. Wenn die finalen Instrumente und Verfahren für den ambulanten Bereich vorliegen, werden u. a. auch die Vereinbarungen zur Qualitätsdarstellung und die Richtlinien über die Durchführung der Qualitätsprüfung beschlossen bzw. umgesetzt.

10.8.3 Qualitätsprüfungen

Externe Qualitätsprüfungen werden vom Medizinischen Dienst (MD) und dem Prüfdienst des Verbands der Privaten Krankenversicherung (PKV-Prüfdienst) durchgeführt. Die Prüfungen finden in ein bis zwei jährlichen Abständen statt. Zudem sind Prüfungen aus gegebenem Anlass möglich, zum Beispiel nach einer Beschwerde. Bei den Regelprüfungen werden Strukturen und Prozesse in den Pflegediensten und Einrichtungen angesehen. Zudem werden pflegebedürftige Personen aufgesucht und befragt.

Info

Für diese Qualitätsprüfungen gibt es bundesweit verbindliche Richtlinien, die frei zugänglich sind. Darüber hinaus werden Einrichtungen und Pflegedienste von örtlichen Behörden auf die Einhaltung von Landesgesetzen zur Pflege- und Betreuungsqualität geprüft.

»Während meines Vertiefungseinsatzes habe ich im Pflegeheim eine anlassbezogene Prüfung des Medizinischen Dienstes erlebt. Es gab eine massive Beschwerde von Angehörigen. Das war für die Führungspersonen ein aufregender Tag. Allerdings hat sich herausgestellt, dass die Beschwerde substanzlos war.« (Mahari, Auszubildende, 3. Ausbildungsjahr)

10.8.4 Qualitätsberichte

Die Ergebnisse der Qualitätsprüfungen von stationären Pflegeeinrichtungen und -diensten werden in Qualitätsberichten veröffentlicht. Sie können in den jeweiligen Einrichtungen und Diensten, in Pflegeberatungsstellen oder auch im Internet kostenfrei eingesehen werden. Die webbasierten Informationen über die Qualitätsbewertungen werden auf den Internetseiten von Kranken- und Pflegekassen oder über Online-Angebote des Verbands der Privaten Krankenversicherung zur Verfügung gestellt.

10.9 Merkmale guter Pflegequalität

Pflegequalität unterliegt sich wechselnden Maßstäben und Vorstellungen, sollte aber nicht ohne Ethik gedacht werden.

Kennen Sie das Zentrum für Qualitätsentwicklung in der Pflege (ZQP)? Es veröffentlicht und aktualisiert regelmäßig wichtige und wesentliche Informationen zur Qualität in der Pflege.

Das Zentrum für Qualität in der Pflege (ZQP) ist eine gemeinnützige, operative Stiftung. Ziel des ZQP ist es, die gesundheitliche Versorgung – und hierbei insbesondere die Pflegequalität – für ältere pflegebedürftige Menschen zu verbessern.

Tipp
Auf der Homepage des ZQP finden Sie viele Informationen: https://www.zqp.de/

10.9.1 Merkmale guter Pflegequalität[17]

Die Qualität der Pflege ergibt sich aus vielfältigen Faktoren und hängt vom Blickwinkel ab. Pflegebedürftige Menschen, Angehörige, Pflegende, Ärzte oder Ärztinnen setzen eventuell unterschiedliche Prioritäten und schätzen die Pflegequalität vielleicht unterschiedlich ein. Aber: Es gibt grundsätzliche Merkmale guter Pflege, wie zum Beispiel:

Die Pflege ist fachgerecht. Die Pflegenden sind für die jeweiligen Aufgaben qualifiziert und verfügen über das notwendige aktuelle Fachwissen. Sie führen die Pflege fachlich korrekt durch und halten betriebsinterne Verfahrensregeln ein.

Die Selbstbestimmung wird beachtet. Die Pflege richtet sich nach dem Willen und den Bedürfnissen der pflegebedürftigen Person. Diese bestimmt selbst über die Pflege und den Tagesablauf. Wenn die Person ihren Willen nicht äußern kann, gelten schriftliche Verfügungen oder der mutmaßliche Wille.

Die Pflege ist nachvollziehbar. Die Pflegenden informieren verständlich und ausführlich über Möglichkeiten, Risiken und Alternativen von Pflegemaßnahmen. Sie erklären, was sie tun wollen, hören zu und gehen auf Fragen ein. Kritik wird offen angenommen und es wird gemeinsam eine Lösung gesucht. Maßnahmen und gesundheitliche Veränderungen werden verlässlich dokumentiert.

Die Pflege ist zielgerichtet. Die Pflegenden stimmen gemeinsam mit der pflegebedürftigen Person und den Angehörigen alle Maßnahmen und Ziele ab. Sie erstellen eine schriftliche Pflegeplanung. Regelmäßig wird geprüft, ob die geplanten Ziele erreicht werden oder die Pflege verändert werden muss.

Die Selbstständigkeit wird gefördert. Die Fähigkeiten der pflegebedürftigen Person werden gefördert und damit ihre Selbstständigkeit unterstützt, etwa beim Waschen oder Essen. Das gilt ebenfalls, wenn die Pflege dadurch

[17] https://www.zqp.de/qualitaet-pflege/?hilite=pflegequalit%C3%A4t

länger dauert. Die Pflegenden helfen hierfür auch, geeignete Hilfsmittel zu beschaffen und richtig zu verwenden.

Die Pflege ist gesundheitsfördernd und präventiv. Die Gesundheit der pflegebedürftigen Person wird gestärkt und geschützt. Die Pflegenden informieren etwa über gesundheitsfördernde Angebote zur Bewegung, zu geistigem Training oder sozialen Aktivitäten. Gesundheitlichen Problemen wird bestmöglich vorgebeugt.

Sicherheit und Schutz werden gewahrt. Die pflegebedürftige Person wird bestmöglich vor Gefahren für Leib und Seele geschützt. Das betrifft beispielsweise Gefahren durch falsche Medikation, schlechte Hygiene, Vernachlässigung und andere Formen von Gewalt. Freiheitsentziehende Maßnahmen werden vermieden.

Die Pflege ist verlässlich. Die vereinbarte pflegerische Unterstützung wird jederzeit gewährleistet. Dafür stimmen sich alle an der Pflege Beteiligten darüber ab, wer wann und wie welche Aufgaben übernimmt. Die Pflegenden kommunizieren aktiv mit den behandelnden Ärzt*innen. Falls nötig werden weitere Fachexpert*innen einbezogen. Bei Krankenhausaufenthalten werden alle notwendigen Informationen weitergegeben.

Die Pflegenden handeln respektvoll. Die pflegebedürftige Person wird geduldig, respektvoll und zugewandt unterstützt. Die Pflegenden achten die Intimsphäre und Schamgrenzen. Kulturelle, weltanschauliche oder religiöse Werte und Bräuche werden so weit wie möglich berücksichtigt.

Die Privatsphäre wird respektiert. Die Pflegenden achten die Privatsphäre der pflegebedürftigen Person. Sie gehen sorgsam mit persönlichen Dingen um. Alle Informationen werden diskret behandelt und nur an andere weitergegeben, wenn die pflegebedürftige Person einverstanden ist.

Angehörige werden unterstützt. Die Pflegenden leiten Angehörige auf Wunsch an, damit sie pflegerische Maßnahmen übernehmen können, vorausgesetzt die pflegebedürftige Person ist damit einverstanden. Die Angehörigen erhalten zudem Informationen über entlastende Angebote.

Können Sie sich mit diesen Qualitätsmerkmalen identifizieren? Handeln Sie entsprechend.

Schauen Sie sich den Qualitätsbericht zu Ihrer Pflegeeinrichtung an. Versuchen Sie kontinuierlich die Qualität Ihrer pflegerischen Arbeit selbst einzuschätzen, an Kriterien zu bemessen und zu evaluieren. Nur so entwickeln Sie ein Gespür für Pflegequalität. Nur so entwickeln Sie ein reflexives Hinterfragen Ihrer Handlungen. Nur so werden Sie Ihr eigener Gutachter in Sachen guter Pflegequalität.

10.10 Gibt es Qualitätskriterien zur Ausbildungs- und Beratungsinfrastruktur?

Ausbildungsqualität muss häufig ihren Wert noch definieren.

Als zentrale und übergeordnete Qualitätskriterien für die Ausbildungs- und Beratungsinfrastruktur können folgende beispielhaft genannt werden:

- Ausbildungserfahrung
- Verfügbarkeit der Ausbildungsplätze und ausbildungsverantwortlichen Personen
- Zugänglichkeit der kooperierenden Einrichtungen
- Fachlichkeit der Ausbildenden
- Pflege- und Ausbildungsqualität
- Kompetenzorientierung der ausbildungsbeteiligten Personen
- Unabhängigkeit, Grad der Selbständigkeit und Selbstbestimmung der Auszubildenden
- Struktur und Ausstattung des Ausbildungsbetriebes und der kooperierenden Einrichtungen
- Prozesse, Organisation und Vernetzung, kontinuierlicher Verbesserungsprozess
- Ausbildungsergebnisse, Output, Outcome.

»Im dritten Ausbildungsjahr haben wir in unsrer Klasse alle Ausbildungsbetriebe, die wir durchlaufen haben, anhand von Qualitätskriterien und -indikatoren in einer Matrix evaluiert. Das gab eine interessante Übersicht.« (Mahari, Auszubildende, 3. Ausbildungsjahr)

10.11 Gütekriterien praktische Pflegeausbildung

Zusammenfassend lässt sich die Qualität, also die Güte der praktischen Pflegeausbildung an den hier dargestellten Kriterien bemessen (▶ Abb. 27).

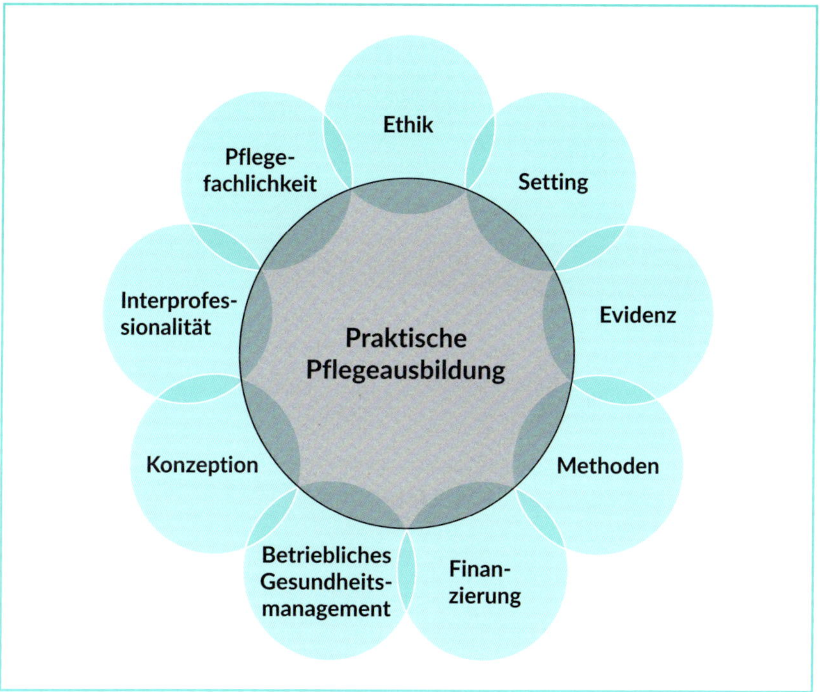

Abb. 27: Gütekriterien praktische Pflegeausbildung.

Sie können also im Einzelnen die Qualität der praktischen Pflegeausbildung an der Pflegefachlichkeit, der ethischen Ausrichtung, dem Ort und der Ausstattung wo Pflege stattfindet, der gelebten internen und externen Evidence, den praktizierten Methoden, der Finanzierung, dem BGM, der Konzeption und der Interprofessionalität bemessen.

10.12 Übung: Den Ausbildungsbetrieb bewerten

Beispielhaft könnten Sie folgende Qualitätsthemen bewerten und mit Ihren Ausbildungsverantwortlichen besprechen.

Tab. 17: Übung Bewertung des Ausbildungsbetriebes

Ich bewerte:	Trifft gar nicht zu	Trifft teilweise zu	Trifft voll zu
1. Ich werde im Ausbildungsbetrieb wertgeschätzt und als Auszubildende wahrgenommen.			
2. Ich fühle mich bei der Erfüllung meiner Ausbildungsaufgaben durch ausbildungsverantwortliche Personen zielgerichtet unterstützt.			
3. Die mir zur Verfügung gestellten Dokumente und Unterlagen sind zur Erfüllung meines Ausbildungsauftrages hilfreich.			
4. Die erhaltenen Ausbildungsmittel, Daten und Dokumente erhalte ich rechtzeitig und sind für mich verständlich.			
5. Bei außergewöhnlichen Situationen kann ich auf die Begleitung durch den Betrieb zählen.			
6. Der Informationsaustausch zwischen den Praxis-Kooperationspartnern der praktischen Ausbildung und der Pflegeschule entspricht meinen Bedürfnissen.			
7. Fragen und Anliegen kann ich niederschwellig und zeitnah beim Ausbildungsträger klären.			

Ich bewerte:	Trifft gar nicht zu	Trifft teilweise zu	Trifft voll zu
8. Meine Vorstellungen und Ideen werden von ausbildungsverantwortlichen Personen aufgenommen und diskutiert.			
9. Ich würde meinen Ausbildungsbetrieb wieder wählen.			
10. Ich werde meinen Ausbildungsbetrieb weiterempfehlen.			

10.13 Übung: Qualität der Pflege definieren

Beispielhaft können Sie üben, die Qualität der Pflege einzuschätzen.

Tab. 18: Übung Definition der Pflegequalität

Ich übe:	Trifft gar nicht zu	Trifft teilweise zu	Trifft voll zu
1. Ich kenne die Homepage des Zentrums für Qualität in der Pflege (www.zqp.de) und ich recherchiere regelmäßig die Aktualisierungen.			
2. Die Definitionen zur Pflegequalität des Zentrums für Qualität in der Pflege (ZQP) sind mir bekannt und ich kann mich mit den Definitionen identifizieren.			
3. Qualitätsmanagement, Qualitätsentwicklung und Qualitätssicherung sind mir zunehmend geläufige Begriffe, auch im Kontext der Pflegequalität.			
4. Ich kenne die Informationen zu den Qualitätsbewertungen auf der Homepage des ZQP.			
5. Mir ist bekannt, dass das ZQP praxisrelevantes und qualitätsgesichertes Wissen für die Pflege anbietet, das möglichst leicht verständlich aufbereitet ist. Dieses Wissen kann ich in meiner Pflegeausbildung gut nutzen.			

Ich übe:	Trifft gar nicht zu	Trifft teilweise zu	Trifft voll zu
6. Ich habe Qualitätsberichte zu der stationären Pflegeeinrichtung der Langzeitpflege, in der ich meinen Einsatz absolviere, gelesen.			
7. Ich kenne die Homepage des MD Bund (md-bund.de/) und habe mich in meiner Pflegeeinrichtung informiert, welcher Medizinische Dienst (je nach Bundesland) für uns zuständig ist.			

10.14 Übung: Ausbildungs- und Beratungsinfrastruktur bewerten

Beispielhaft können Sie die Ausbildungs- und Beratungsstruktur Ihres praktischen Einsatzortes einschätzen.

Tab. 19: Übung Bewertung der Ausbildungs- und Infrastruktur

Ich reflektiere:	Trifft gar nicht zu	Trifft teilweise zu	Trifft voll zu
1. Die Einrichtung, in der ich meinen praktischen Einsatz absolviere, verfügt über langjährige Ausbildungserfahrung.			
2. Das Qualitätsmanagement der Einrichtung hat die Verfügbarkeit der Ausbildungsplätze und ausbildungsverantwortlichen Personen kontinuierlich im Blick.			
3. Qualitätsmanagement, Qualitätsentwicklung und Qualitätssicherung werden in der Pflegeeinrichtung aktiv gelebt.			
4. Zu den kooperierenden Einrichtungen, in denen ich meine externen Praxiseinsätze ableiste, pflegt mein Ausbildungsträger einen regelmäßigen und guten Austausch.			

Ich reflektiere:	Trifft gar nicht zu	Trifft teilweise zu	Trifft voll zu
5. Ich werde von fachlich sehr gut ausgebildeten Pflegekräften, Praxisanleitenden und weiteren Mitarbeitenden praktisch ausgebildet.			
6. Die Pflege- und Ausbildungsqualität in der Pflegeeinrichtung ist sehr gut.			
7. Alle ausbildungsbeteiligten Personen verfolgen eine gute Kompetenzorientierung und -entwicklung bei den Auszubildenden.			
8. Ich evaluiere: Der Grad der Selbständigkeit und Selbstbestimmung von zu pflegenden Personen und uns Auszubildenden hat in der Pflegeeinrichtung eine hohe Bedeutung.			
9. Der Ausbildungsbetrieb und die weiteren ausbildenden Einrichtungen verfügen über eine gute Ausstattung, die der Pflegeausbildung nutzt und über eine gute Ausbildungsstruktur.			
10. Ausbildungsprozesse sind gut organisiert und die Vernetzung zu externen Praxiseinsatzorten wird im kontinuierlichen Verbesserungsprozess evaluiert.			
11. Die Ausbildungsergebnisse der Einrichtung sind durchgehend gut. Auszubildende bewerten den Betrieb gut und Auszubildende absolvieren in der Einrichtung gute praktische Prüfungen.			

10.15 Check: Qualitätsentwicklung und -sicherung

Beispielhaft können Sie Ihr Verhalten im Kontext Qualitätsentwicklung und -sicherung reflektieren.

Tab. 20: Wie steht es um Ihre Beteiligung an der Qualitätsentwicklung und -sicherung?

Ich reflektiere:	Trifft gar nicht zu	Trifft teilweise zu	Trifft voll zu
1. Ich beteilige mich aktiv an der betrieblichen Qualitätsentwicklung.			
2. Das Qualitätsmanagement der Einrichtung ist mir bekannt.			
3. Ich verstehe die Begriffe Qualitätsmanagement, Qualitätsentwicklung und Qualitätssicherung.			
4. Ich bin in der Lage, konstruktiv und strukturiert Ergebnisse und Prozesse zu evaluieren.			
5. Ich habe zunehmend gelernt: Immer, wenn ich kritisiere, mache ich auch konstruktive Optimierungsvorschläge.			
6. Die zu evaluierenden Qualitätsindikatoren zur Pflegeausbildung der Pflegeeinrichtung sind mir bekannt.			
7. Ich bin zunehmend in der Lage, selbst Qualitätsindikatoren für die Pflegeausbildung zu formulieren.			
8. Ich evaluiere mein praktisches Handeln regelmäßig und messe es an aufgestellten Indikatoren.			
9. Ich kann nach Struktur-, Prozess- und Ergebnisqualität Pflegemaßnahmen und die Ausbildung evaluieren.			

Ich reflektiere:	Trifft gar nicht zu	Trifft teilweise zu	Trifft voll zu
10. Ich nutze den kontinuierlichen Verbesserungsprozess der Pflegeeinrichtung und habe keine Probleme beim Benennen von Fehlern und zu verbessernden Themen.			
11. Ich sehe den Zusammenhang von guter Ausbildungsqualität und guter Pflege und kann hierzu Beispiele benennen.			

11 Optimierung des Pflegeberufegesetzes

Wer, wenn nicht Sie, kann Zukunft gestalten und für bessere Rahmenbedingungen sorgen?

Sehen Sie Verbesserungsbedarf am Pflegeberufegesetz? Sie können aktiv üben und Optimierungsvorschläge einbringen. Sie sind Expertin in Sachen Pflegeausbildung.

Die Pflegeberufereform darf keine Verlierer*innen produzieren, vielmehr muss der Outcome der Pflegeausbildung den realen Pflegesituationen und -bedarfen entsprechen.

Das Pflegeberufegesetz stellt eine Chance, aber auch ein Wagnis zur Optimierung der Pflegeberufeentwicklung und Optimierung der Pflegequalität dar. Ich möchte Sie auffordern, sich aktiv an der Gesetzesfolgenabschätzung, der Entwicklung, den Ergebnissen, der Reflexion und Weiterentwicklung des Pflegeberufegesetzes zu beteiligen. Nur durch Ihre Erfahrungen und Ihr Feedback kann das Pflegeberufegesetz dauerhaft weiterentwickelt und optimiert werden.

Beteiligen Sie sich bei der Überprüfung der übergeordneten Ziele und bringen Sie Ihre Ergebnisse bei Ausbildungsträgern, Verbänden, politisch Verantwortlichen, dem Berufsbildungsinstitut oder anderen zuständigen Stellen ein. Diskutieren Sie Ihre Vorschläge und Feedbacks in der Pflegeschule und in den Ausbildungsbetrieben.

Die Pflegeberufereform und speziell das Pflegeberufegesetz verfolgen die Ziele:

Tab. 21: Ziele von Pflegeberufereform bzw. -gesetz

Ziele des Pflegeberufegesetzes*	Resultierende Fragen	Optimierungsvorschlag
Das Pflegeberufegesetz und die Pflege-Ausbildungs- und Prüfungsverordnung ermöglichen eine attraktive und mehrwertbringende Pflegeausbildung und steigern die Zahl an erfolgreichen Ausbildungsabschlüssen.	Muss das PflBG und die PflAPrV inhaltlich und strukturell nachgebessert werden?	
Allen Menschen, die sich für den Pflegeberuf interessieren, wird eine hochwertige und zeitgemäße Ausbildung angeboten, die den breiten beruflichen Einsatzmöglichkeiten und den Entwicklungen in der Gesellschaft und im Gesundheitswesen Rechnung tragen.	Erhalten alle Menschen, die sich für den Pflegeberuf interessieren ein adäquates Ausbildungsangebot? Ist die Pflegeausbildung hochwertig und zeitgemäß? Qualifiziert die Pflegeausbildung für die unterschiedlichen Einsatzmöglichkeiten und unterschiedlichen Settings, an denen Pflege stattfindet? Entspricht die Pflegeausbildung den gesellschaftlichen Entwicklungen im Gesundheitswesen?	
Der Pflegeberuf wird attraktiver und zukunftsfähig.	Wurde und wird der Pflegeberuf attraktiver – Wie ist das Feedback der beteiligten Personen? Entspricht das Pflegewissen und -können den altersentsprechenden Bedarfen und Bedürfnissen (im Alter von 0–100 Jahren) von zu pflegenden Menschen, Angehörigen, Pflegeeinrichtungen und Institutionen?	

11

Ziele des Pflegeberufegesetzes*	Resultierende Fragen	Optimierungs-vorschlag
Die Qualität in der Pflege wird weiter verbessert.	Verbessert sich die Qualität der praktischen und theoretischen Pflegebildung? Entspricht die Pflegebildung den Anforderungen an eine optimierte Pflegequalität? Verbessert sich die tatschlich erlebte Pflege für zu pflegende Menschen?	
Die neue, generalistische Ausbildung befähigt die Auszubildenden zur Pflege von Menschen aller Altersstufen in allen Versorgungsbereichen.	Befähigt die generalistische Pflegeausbildung die Auszubildenden zur Pflege von Menschen aller Altersstufen und in allen Versorgungsbereichen?	
Generalistik bedeutet die Zusammenführung mehrerer Berufe zu einem gemeinsamen Berufsbild	Entstand, entsteht ein neues Berufsbild? Identifizieren sich die Pflegenden mit dem neuen Berufsbild?	
Der mit der generalistischen Ausbildung eröffnete Zugang zu den verschiedenen Tätigkeitsfeldern der Pflege – von der Akutpflege über den ambulanten Bereich bis zur Langzeitpflege – ermöglicht es den Pflegekräften, ihre Berufstätigkeit noch besser an ihre eigene persönliche Entwicklung und Lebenssituation anzupassen.	Können Pflegekräfte ihre Berufstätigkeit durch die generalistische Ausbildung besser an ihre eigene persönliche Entwicklung und Lebenssituation anpassen?	
Die generalistisch ausgebildeten Pflegefachkräfte werden in der Lage sein, in allen Bereichen der Pflege – Akutpflege, Kinderkrankenpflege, stationäre oder ambulante Langzeitpflege sowie allgemein-, geronto-, kinder- oder jugendpsychiatrische Versorgung – tätig zu werden.	Sind generalistisch ausgebildete Pflegefachkräfte in der Lage in allen Bereichen der Pflege tätig zu werden?	

Ziele des Pflegeberufegesetzes*	Resultierende Fragen	Optimierungs-vorschlag
Auszubildende, die in der Kinder- oder Altenpflege tätig sein wollen und einen entsprechenden Vertiefungseinsatz vereinbart haben, haben ein Wahlrecht.	Wurde ein adäquates Wahlrecht angeboten, umgesetzt und zu welchen Erfolgen hat es geführt?	
Der Bedarf für diese gesonderten Abschlüsse (Wahlrecht) wird sechs Jahre nach Beginn der neuen Pflegeausbildung überprüft. Der Deutsche Bundestag entscheidet dann, ob die jeweiligen Regelungen aufgehoben oder beibehalten werden.	Das Wahlrecht wurde praktisch an Pflegeschulen und bei Ausbildungsträgern realisiert? Das Wahlrecht hat zum Erfolg/Misserfolg geführt? Das Wahlrecht soll aufgehoben oder beibehalten werden?	
Der überwiegende Teil der praktischen Ausbildung erfolgt beim so genannten Träger der praktischen Ausbildung, mit dem der oder die Auszubildende den Ausbildungsvertrag schließt. Im Rahmen der praktischen Ausbildung finden Einsätze in den verschiedenen Versorgungsbereichen statt.	Hat sich die Struktur der praktischen Ausbildung bewährt? Wie gilt es den Kooperations- und Koordinierungsbedarf zwischen den verschiedenen Versorgungsbereichen, an denen praktische Einsätze erfolgen, zu optimieren?	
Weitere beruflich erforderliche spezialisierte und vertiefte Kenntnisse sind, wie bisher auch, in beruflichen Fort- und Weiterbildungen zu erwerben. Diese sind in Verantwortung der einzelnen Bundesländer geregelt.	Welche erforderlichen Spezialisierungen und vertiefende Kenntnisse sollen in der beruflichen Fort- und Weiterbildung bedacht und umgesetzt werden? Welche Strategien, konkrete Umsetzungen und Verpflichtungen sollen die einzelnen Bundesländer realisieren?	
Eine bundesweite, wohnortnahe und qualitätsgesicherte Ausbildung wird ermöglicht.	Wird die Pflegeausbildung wohnortnah angeboten und wird sie praktisch und theoretisch in der Qualität evaluiert und gesichert?	

11

Ziele des Pflegeberufegesetzes*	Resultierende Fragen	Optimierungsvorschlag
Durch ein Umlageverfahren wird sichergestellt, dass die Einrichtungen, die ausbilden, in gleichem Maße an der Finanzierung beteiligt sind, wie Einrichtungen, die nicht ausbilden.	Erfolgt die Finanzierung der Pflegeausbildung im Umlageverfahren und gerecht?	
Pflegefachkräfte können ohne Begrenzung der Ausbildungszahlen zur Sicherung der Fachkräftebasis in der Pflege ausgebildet werden.	Werden Pflegefachkräfte ohne Begrenzung der Ausbildungszahlen und entsprechend der Sicherung der Fachkräftebasis ausgebildet?	
Die Finanzierung nach der Pflegeberufe-Ausbildungsfinanzierungsverordnung nutzt ausbildenden Einrichtungen in der ambulanten und in der stationären Langzeitpflege gleichermaßen.	Nutzen und profitieren Pflegeeinrichtungen der ambulanten und stationären Langzeitpflege ebenso wie Krankenhäuser von der Finanzierung der Pflegeausbildung?	

* Vgl. BMG (2022): Fragen und Antworten zum Pflegeberufegesetz

11.1 Ausbildungsoffensive Pflege

Mit dem Pflegeberufegesetz (PflBG) wurde beabsichtigt, die Pflege als Beruf attraktiv und zukunftssicher aufzustellen. Für einen nachhaltigen Erfolg der neuen Ausbildungen haben die Akteure im Tätigkeitsfeld Pflege insgesamt 111 Maßnahmen[18] vereinbart. Ihr Ziel ist es, mehr Menschen für eine Ausbildung in der Pflege zu motivieren, Rahmenbedingungen für einen erfolgreichen Abschluss zu schaffen und so engagierte und kompetente Pflegefachpersonen für das Berufsfeld zu gewinnen.

---

[18] pflegeausbildung.net

12 Fachbegriffe und Abkürzungen verständlich erklärt

Wörter in ihrer Bedeutung verstehen und anwenden. So entwickelt sich eine Fachsprache.

Das Glossar dient als alphabetisch geordnetes Verzeichnis von Fachbegriffen mit Erklärungen für Ausbildungsverantwortliche und Auszubildende.

- **Akutpflege** – Unter Akutpflege versteht man pflegerische und therapeutische Maßnahmen, die bei einer akuten Erkrankung, Verletzung oder Verschlechterung einer chronischen Erkrankung durchgeführt werden. Diese sind an eine ärztliche Diagnose gebunden. Die Akutpflege ist geprägt durch schnell wechselnde Patientinnen- und Patientensituationen. Üblicherweise findet Akutpflege in Krankenhäusern statt.
- **Arbeitsaufgabe, Arbeitsauftrag** – Ein Arbeitsauftrag ist eine eng gefasste, in Schritten formulierte Handlungsanweisung.
- **Arbeitsgebundenes, -verbundenes und -orientiertes Lernen** – Beim arbeitsgebundenen Lernen sind Lernort und Arbeitsort identisch, das Lernen ist an den Arbeitsplatz, z. B. die Pflegeeinrichtung gebunden. Arbeitsverbundenes Lernen zeichnet sich dadurch aus, dass Lernort und realer Arbeitsplatz getrennt sind, gleichwohl zwischen ihnen eine direkte räumliche und organisatorische Verbindung besteht. Arbeitsorientiertes Lernen findet in zentralen Bildungseinrichtungen statt, z.B. in Pflegeschulen und Bildungszentren.
- **Ausbildungskonzept** – Das Ausbildungskonzept ist die Grundlage der praktischen Ausbildung im Ausbildungsbetrieb und sollte vor Beginn der Ausbildung erarbeitet sein. Ein Ausbildungskonzept beschreibt die einzelnen Arbeitsschritte und sollte die nachstehenden Elemente enthalten:

Einsatzorte, Ziele, Inhalte, Methoden, Arbeits- und Prozessabschnitte, personale und fachliche Faktoren.

- **Ausbildungsoffensive Pflege** – Das Bundesministerium für Familie, Senioren, Frauen und Jugend hat gemeinsam mit dem Bundesgesundheits- und -arbeitsministerium eine »Ausbildungsoffensive Pflege« (2019–2023) gestartet, um die Einführung der neuen Pflegeausbildungen nach dem Pflegeberufegesetz zu begleiten. Mit konkreten Zielen und rund 100 Maßnahmen sollen gut ausgebildete und engagierte Pflegefachkräfte für das Berufsfeld gewonnen und Pflegeschulen sowie ausbildende Einrichtungen bei der Umstellung auf die neuen Ausbildungen unterstützt werden.
- Die Ausbildungsoffensive wurde in der Arbeitsgruppe 1 der Konzertierten Aktion Pflege unter Vorsitz des Bundesfamilienministeriums erarbeitet. Der Konzertierten Aktion Pflege gehörten insgesamt fünf Arbeitsgruppen an, die am 4. Juni 2019 ihre Ergebnisse vorgelegt haben. Partner der Ausbildungsoffensive sind die in der Alten-, Kranken- und Kinderkrankenpflege relevanten Akteure wie etwa Bund, Länder, Kommunen, Wohlfahrts-, Berufs- und Trägerverbände, Sozialpartner, Kostenträger und die Bundesagentur für Arbeit. Für die Durchführung hat das Bundesfamilienministerium eine Geschäftsstelle beim Bundesamt für Familie und zivilgesellschaftliche Aufgaben eingerichtet.
- **Ausbildungsplan** – Der Ausbildungsplan steuert die Theorie- und Praxisblöcke für die einzelnen Ausbildungsjahre. Der Ausbildungsplan ist eine zeitliche und inhaltliche Gliederung der Ausbildung, der für jeden Auszubildenden individuell erstellt wird (Individueller Ausbildungs(verlaufs) plan. Er ist unter Berücksichtigung der Vorgaben der Pflegeschule und des schulinternen Curriculums zu erstellen (Genereller Ausbildungs(verlaufs)plan). Der Ausbildungsplan ist Teil des Ausbildungskonzeptes. Der betriebliche Ausbildungsplan vereinfacht die Durchführung einer gezielten Ausbildung und ist Pflicht.
- **Ausbildungsträger** – Der Träger der praktischen Ausbildung, also dem Ausbildungsbetrieb, ist der sogenannte Ausbildungsträger. Dieser schließt mit dem Auszubildenden den Ausbildungsvertrag. Im Rahmen der praktischen Ausbildung finden Einsätze bei kooperieren Ausbildungsbetrieben in allen Versorgungsbereichen statt, also im Krankenhaus, in Pflegeeinrichtungen, bei ambulanten Pflegediensten sowie in der psychiatrischen Pflege und in der Versorgung von Kindern und Jugendlichen.

- **Ausbildungsverbund** – Ein Ausbildungsverbund definiert sich durch »verbands-, träger-, sektorenübergreifende und überregionale« Zusammenarbeit.
- **AZAV** – AZAV bedeutet: Verordnung über die Voraussetzungen und das Verfahren zur Akkreditierung von fachkundigen Stellen und zur Zulassung von Trägern und Maßnahmen der Arbeitsförderung nach dem Dritten Buch Sozialgesetzbuch (Akkreditierungs- und Zulassungsverordnung Arbeitsförderung – AZAV). So lautet der komplette Titel der gesetzlichen Norm, die festlegt, welche Bildungsträger (z. B. Pflegeschulen) von den Arbeitsagenturen für eine AZAV Zertifizierung anerkannt werden und daher auch als förderungsfähig gelten. Unterschieden wird zum einen die Zulassung des Ausbildungsträgers und die von Maßnahmen.
- Bestätigt der Auditor die Prüfung, dass Sie alle Voraussetzungen erfüllen, übermittelt der Auditor den Audit-Bericht an die Zertifizierungsstelle (FKS), der schließlich das zunächst für fünf Jahre gültige Zertifikat ausstellt. Im Anschluss erfolgt jährlich jeweils ein weiteres Überwachungs-Audit. Nach Ablauf der fünf Jahre erfolgt eine Re-Zertifizierung.
- Haben Pflegeschulen die AZAV Trägerzulassung erhalten, können sie im nächsten Schritt die AZAV Maßnahmenzulassung (Pflegeausbildung) beantragen. Die Prüfung erfolgt im Wesentlichen in der Zertifizierungsstelle und umfasst das Gesamtkonzept ebenso wie eine Stichprobe von Referenzmaßnahmen. Die AZAV Zertifizierung für Maßnahmen ist drei Jahre gültig. Sollten an den zertifizierten Maßnahmen vor Ablauf dieser Frist wesentliche Änderungen vorgenommen werden, ist dies meldepflichtig. Auszubildende, die eine berufliche »Weiterbildung« über die Finanzierung einer Arbeitsagentur planen, können sich nur an Pflegeschulen bewerben, deren Träger und Maßnahme AZAV zertifiziert sind. Informationen: https://www.gesetze-im-internet.de/azav/BJNR050400012.html
- **BAFZA** – Bedeutet: Bundesamt für Familie und zivilgesellschaftliche Aufgaben. Das BAFZA berät und unterstützt Bürgerinnen und Bürger in verschiedenen Lebenssituationen kompetent und zuverlässig. So sind zum Beispiel die Hilfetelefone »Gewalt gegen Frauen« und »Schwangere in Not« an 365 Tagen im Jahr rund um die Uhr erreichbar. Das BAFZA bietet mit dem speziellen Pflegetelefon »Wege zur Pflege« eine Beratung und Unterstützung zu allen Fragen rund um das Thema »Pflege und Hilfe im Alter« an. Zudem betreibt das BAFZA eine Geschäftsstelle Qualifi-

zierung Pflegeberufe, siehe: https://www.pflegeausbildung.net/ Dieses Serviceportal stellt umfangreiche und zielgruppengerechte Fachinformationen zur Verfügung.

- **Betriebliches Gesundheitsmanagement (BGM)** – Unter Betrieblichem Gesundheitsmanagement (BGM) versteht man die Gestaltung, Lenkung und Entwicklung betrieblicher Strukturen und Prozesse, um Arbeit, Organisation und Verhalten am Arbeitsplatz gesundheitsförderlich zu gestalten. Die gesundheitsfördernden Strukturen und Prozesse sollen den Beschäftigten, den Auszubildenden und dem Unternehmen gleichermaßen zugutekommen.
- **BMG und BMFSFJ** – Auf Bundesebene sind das Bundesministerium für Gesundheit (BMG) und das Bundesministerium für Familie, Senioren, Frauen und Jugend (BMFSFJ) für die Pflegeberuferefom zuständig. Dies rührt daher, da das BMG bisher für die Krankenpflegeausbildung und das BMFSFJ für die Altenpflegeausbildungen in Deutschland zuständig sind. In den 16 Bundesländern werden die von den Bundesministerien vorgegebenen Gesetze und Verordnungen näher definiert.
- **BIBB** – Das Bundesinstitut für Berufsbildung BIBB mit Sitz in Bonn ist eine bundesunmittelbare rechtsfähige Anstalt des öffentlichen Rechts und Einrichtung zur Erforschung und Weiterentwicklung der beruflichen Aus- und Weiterbildung. Der Arbeitsbereich 2.6 begleitet die Einführung der Pflegeberufe nach dem Pflegeberufegesetz. Es werden Aufgaben im Rahmen der Öffentlichkeitsarbeit, der Forschung und der Dauerbeobachtung zu den Pflegeberufen wahrgenommen. Verschiedene Produkte, wie zielgruppenspezifische Informationen (Publikationen des Arbeitsbereichs), Fachveranstaltungen, Studien und Datenerhebungen unterstützen die Pflegebildung und den Pflegeberuf. Nach § 54 PflBG und § 60 PflAPrV übernimmt das Bundesinstitut für Berufsbildung (BIBB) die Aufgabe, Informationen und unterstützende Angebote zur Organisation, Implementierung und Umsetzung der beruflichen Pflege.
- **Berufliche und hochschulische Pflegeausbildung** – Das Pflegeberufegesetz sieht eine berufliche und eine hochschulische Pflegeausbildung vor. Die berufliche Pflegeausbildung findet an Pflegeschulen statt und der Ausbildungsvertrag wird mit einem Ausbildungsträger geschlossen. Die dreijährige berufliche Pflegeausbildung hat in Deutschland in Vergleich zu anderen Ländern einen hohen Stellenwert und ein hohes Qualitätsniveau.

- **BSHG** – Bundessozialhilfegesetz
- **Curriculum** – Ein Curriculum ist ein Lehrplan oder Lehrprogramm, das auf einer Theorie des Lehrens und Lernens aufbaut.
- **Datenauswertungsstelle (DAS)** – Die Datenauswertungsstelle stellt den Pflegeeinrichtungen seit dem 1. Oktober 2019 ein Webportal zur Datenerfassung bereit. Zudem veröffentlicht die Datenauswertungsstelle eine Spezifikation, auf deren Grundlage sonstige Softwareprodukte zur Datenerfassung und -übermittlung entwickelt werden können. Die Datenauswertungsstelle nimmt die indikatorbezogenen Daten der Pflegeeinrichtungen entgegen. Diese sind in Anlage 3 der Maßstäbe und Grundsätze für die Qualität, die Qualitätssicherung und -darstellung sowie für die Entwicklung eines einrichtungsinternen Qualitätsmanagements nach § 113 SGB XI in der vollstationären Pflege beschrieben. Die Datenauswertungsstelle führt Prüfungen auf Fehler, statistische Plausibilitäten und zur Vollzähligkeit der Datensätze durch. Anschließend erstellt sie Feedbackberichte für jede Pflegeeinrichtung, stellt sie den Pflegeeinrichtungen, den Landesverbänden der Pflegekassen und dem MD bzw. dem PKV-Prüfdienst zur Verfügung und leitet die Ergebnisse an die DatenClearingStelle weiter.
- **EBM** – Evidence-based Medicine, evidence-basierte Medizin. In der evidenzbasierten Medizin wird alles medizinische Forschungswissen, von der Grundlagenforschung bis zur klinischen Studie, zur Lösung eines Problems herangezogen und kritisch ausgewertet. In der praktischen Anwendung wird dieses Wissen mit der ärztlich klinischen Erfahrung des Arztes kombiniert. Ziel ist es, die Lebensqualität und -dauer von Patienten zu maximieren (vgl. www.ebm-netzwerk.de).
- **EBN** – Evidence-based Nursing, evidence-basierte Pflege. In der evidenzbasierten Pflege wird alles pflegerische Forschungswissen, von der Grundlagenforschung bis zur klinischen Studie, zur Lösung eines Problems herangezogen und kritisch ausgewertet. In der praktischen Anwendung wird dieses Wissen mit der pflegerisch klinischen Erfahrung der Pflegekraft kombiniert und im individuellen Arbeitsbündnis zwischen einzigartigem Pflegebedürftigen oder einzigartigem Pflegesystem und Pflegenden. Ziel ist es, die Lebensqualität und -dauer von Patienten und Klienten zu maximieren.
- **EBP** – Evidence-basierte Pflegepraxis.

- **Edukation** – Schulung, Belehrung, Aufklärung, Beratung. Patientenedukation meint die Beratung, Schulung, Anleitung, Unterstützung, das Coaching von Patienten zur Verbesserung des Selbstmanagements.
- **Effektivität** – Das Verhältnis von erreichtem zu definiertem Ziel. Die Wirksamkeit einer Intervention. Sie erklärt die Vor- und Nachteile einer Pflegeintervention für den Klienten unter Praxisbedingungen. »Die richtigen Dinge tun«.
- **Effizienz** – Das Verhältnis von Aufwand und Nutzen, an definierter Qualität gemessen. »Die Dinge richtig tun«.
- **Evaluation** – Bewertung, Überprüfung.
- **Evidence** – Bedeutet: Beleg, Beweis (engl. Begriff). **Interne Evidence:** internes Wissen aus eigenen Erfahrungen, das in Kommunikation zwischen Pflegenden und dem einzigartigen Pflegeempfänger entsteht. **Externe Evidence:** externes Wissen, Belege, Beweise aus Studien, wissenschaftsbasierter Beweis.
- **Evidenz** – Der Begriff Evidenz wird im Gesundheitsbereich vor allem im Zusammenhang mit Evidenzbasierter Medizin verwendet und bedeutet, dass ein nachgewiesener Zusammenhang/eine nachgewiesene Wirksamkeit vorliegt. Evidenz bedeutet auch Deutlichkeit, einleuchtende Erkenntnis, vollständige Gewissheit (deutscher Begriff). Dieser Begriff bedeutet eigentlich, dass etwas so offensichtlich ist, dass es gar nicht bewiesen werden muss. Evidence im Englischen bedeutet etwas anderes, fast Gegenteiliges, nämlich Beleg oder Beweis. Einschlägig ist die englische Verwendung des Begriffes auch, wenn im Deutschen das Wort Evidenz benutzt wird. Bei der Evidenz geht es um harte Fakten.
- **Expertenstandard** – Expertenstandards sind Instrumente, die zur Sicherung und Weiterentwicklung der Qualität in der Pflege beitragen. Sie berücksichtigen pflegewissenschaftliche Erkenntnisse als auch pflegepraktische Erfahrungen gleichermaßen und definieren Ziele und Maßnahmen bei relevanten Themenbereichen der ambulanten und stationären pflegerischen Versorgung. Bislang gibt es acht unabhängig von einer Beauftragung nach § 113a SGB XI durch das Deutsche Netzwerk für Qualitätsentwicklung in der Pflege (DNQP) entwickelte Expertenstandards in der Pflege: zur Dekubitusprophylaxe, zum Entlassungsmanagement, zum Schmerzmanagement, zur Sturzprophylaxe, zur Förderung der Harnkontinenz, zur Versorgung chronischer Wunden, zum Ernährungs-

management, zur Beziehungsgestaltung in der Pflege bei Menschen mit Demenz und zur Mundgesundheit.

- **Fachkommission Rahmenpläne** – 2018 haben das Bundesministerium für Gesundheit (BMG) und das Bundesministerium für Familie, Senioren, Frauen und Jugend (BMFSFJ) die ehrenamtlichen Mitglieder der Fachkommission nach dem Pflegeberufegesetz für die Amtsdauer von fünf Jahren eingesetzt. Die Fachkommission hat die Aufgabe, Rahmenlehr- und Rahmenausbildungspläne für die Pflegeberufe zu erarbeiten. Grundlage dafür sind die Kompetenzbeschreibungen in der Pflegeberufe-Ausbildungs- und Prüfungsverordnung (PflAPrV), die im Oktober 2018 in Kraft getreten ist. Das Gremium besteht aus zehn ehrenamtlichen pflegefachlichen, pflegepädagogischen und pflegewissenschaftlichen Expertinnen und Experten. Ihre Auswahl erfolgte anhand zahlreicher Vorschläge der Länder und der Fachverbände.
- **Generalistik** – Generalistik bedeutet die Zusammenführung mehrerer Berufe zu einem gemeinsamen Berufsbild. Mit dem Pflegeberufegesetz soll in Deutschland ein neues Berufsbild Pflege durch die Zusammenführung der drei bisherigen Pflegefachberufe in den Bereichen der »Altenpflege«, »Gesundheits- und Krankenpflege« und »Gesundheits- und Kinderkrankenpflege« entstehen.
- **Handlungskompetenz** – Berufliche Handlungskompetenz beschreibt die Fähigkeit und Bereitschaft des Menschen, in beruflichen Situationen sach- und fachgerecht, persönlich durchdacht und in gesellschaftlicher Verantwortung zu handeln, d.h. anstehende Probleme zielorientiert auf der Basis von Wissen, Erfahrungen und Einstellungen sowie durch eigene Ideen selbständig zu lösen, die gefundenen Lösungen zu bewerten und zugleich die eigene Handlungsfähigkeit weiterzuentwickeln.
- **Hermeneutik** – Hermeneutik umfasst eine Theorie über die Auslegung und das Verstehen von Texten. Objektive Hermeneutik, hermeneutische (fallverstehende) Methode der empirischen Sozialforschung (begründet von Ulrich Oevermann).
- **Hochschulische Pflegeausbildung** – Mit dem Pflegeberufegesetz wurde ergänzend zur beruflichen Pflegeausbildung eine Grundlage für eine primärqualifizierende hochschulische Pflegeausbildung geschaffen. Bei der hochschulischen Pflegeausbildung übernimmt die Hochschule die Verantwortung für die Durchführung der praktischen Ausbildung an

der jeweils kooperierenden Praxiseinrichtung. Der Zugang zum Pflegestudium orientiert sich an den landesrechtlichen Regelungen zum Hochschulzugang. Die primärqualifizierende Pflegeausbildung findet an Hochschulen statt. Auch vertraglich schließen die Studierenden Vereinbarungen nur mit der Hochschule. Das Studium dauert mindestens drei Jahre. Es umfasst theoretische und praktische Lehrveranstaltungen an staatlichen oder staatlich anerkannten Hochschulen anhand eines modularen Curriculums sowie Praxiseinsätze in Einrichtungen nach § 7 Pflegeberufegesetz. Es gibt keinen Träger der praktischen Ausbildung, der mit dem Studierenden einen Ausbildungsvertrag schließt und die Ausbildung koordiniert. Die Hochschule verantwortet die Durchführung der praktischen Ausbildung, schließt mit den Einrichtungen der Praxiseinsätze Kooperationsverträge und koordiniert die Inhalte der Lehrveranstaltungen mit den Praxiseinsätzen. Das Studium beabsichtigt zu den in der beruflichen Pflegeausbildung beschriebenen Kompetenzen und darüber hinaus zu wissenschaftsbasierten oder wissenschaftsorientierten Kompetenzen zu befähigen.

- **Kompetenz –** Kompetenzen sind Fähigkeiten und Fertigkeiten von Menschen, um Probleme lösen zu können. Differenzierter ausgedrückt: Als Kompetenz wird die Fähigkeit bezeichnet, Wissen und Können so zu verbinden, dass berufsbezogene Aufgaben den Anforderungen gemäß selbstständig, eigenverantwortlich und situationsgerecht zu bewältigen sind. Kompetente Menschen zeichnen sich dadurch aus, auf Grundlage von Wissen, Fertigkeiten und Fähigkeiten auch in neuen, offenen, unüberschaubaren und dynamischen Situationen selbstorganisiert und zielorientiert zu handeln[19].
- **Kompetenzbereiche oder -facetten –** Die Wissenschaft ist sich weitestgehend einig darüber, dass es vier Basiskompetenzen bzw. Grundkompetenzen gibt: personale Kompetenz, Aktivitäts- und Handlungskompetenz, Fach- und Methodenkompetenz, sozial-kommunikative Kompetenz. Kompetenzbereiche nach Pflegeberufegesetz:

[19] Vgl. Erpenbeck F, Heyse V (2022): Kodekonzept. https://www.kodekonzept.com/wissensressourcen/kompetenzen/

Kompetenzbereich I: Pflegeprozesse und Pflegediagnostik in akuten und dauerhaften Pflegesituationen verantwortlich planen, organisieren, gestalten, durchführen, steuern und evaluieren (1000 Std.).
Kompetenzbereich II: Kommunikation und Beratung personen- und situationsorientiert gestalten (280 Std.).
Kompetenzbereich III: Intra- und Interprofessionelles Handeln in unterschiedlichen systemischen Kontexten verantwortlich gestalten und mitgestalten (300 Std.).
Kompetenzbereich IV: Das eigene Handeln auf der Grundlage von Gesetzen, Verordnungen und ethischen Leitlinien reflektieren und begründen (160 Std.).
Kompetenzbereich V: Das eigene Handeln auf der Grundlage von wissenschaftlichen Erkenntnissen und berufsethischen Werthaltungen und Einstellungen reflektieren und begründen (160 Std.).

- **Kompetenzentwicklung** – Kompetenzentwicklung meint die Entwicklung der Kompetenzen, welche durch Lern- sowie Entwicklungsprozesse von Personen passiert. Kompetenzentwicklung erfolgt durch verschiedene Formen des Lernens sowie in der Arbeits-, als auch in der Lebenswelt. Kompetenzen können nicht vermittelt werden. Kompetenzen können Menschen nur selbst entwickeln.
- **Konzept und Plan** – Ein Konzept entwirft – Ein Plan konkretisiert.
- **Kooperationsverträge** – Für Kooperationsverträge mit Ausbildungsbetrieben, Pflegeschulen und Hochschulen bietet das BIBB Formulierungshilfen an: https://lit.bibb.de/vufind/Record/DS-184381.
- **KVP** – Kontinuierlicher Verbesserungsprozess. Der sogenannte kontinuierliche Verbesserungsprozess, bezeichnet Maßnahmen zur Prozessverbesserung bzw. Prozessoptimierung. Diese dienen einer effizienteren Erreichung des Unternehmensziels und zur ständigen Verbesserung der Qualität von Dienstleistungen und Produkten.
- **Langzeitpflege** – Unter den Begriff der Langzeitpflege fallen sämtliche Pflegemaßnahmen, die über einen längeren Zeitraum oder auf Dauer erbracht werden. Eine konkrete gesetzliche Definition, wie lange die Pflegebedürftigkeit vorliegen muss, damit die erbrachten Pflegemaßnahmen als Langzeitpflege gelten, existiert nicht. Langzeitpflege kann ambulant oder in einer stationären bzw. teilstationären Einrichtung – üblicherweise in Alters- und Pflegeheimen oder einem Tageshospiz – erfolgen.

Dem gegenüber steht die Akutpflege. Ziel der Langzeitpflege ist die Erhaltung einer guten Lebensqualität und einem größtmöglichen Maß an Selbständigkeit.

- **Leitbild** – Ein Leitbild ist eine schriftliche Erklärung einer Organisation über ihr Selbstverständnis und ihre Grundprinzipien, also eine Selbstbeschreibung. Ein Leitbild formuliert einen realistischen Zielzustand.
- **Leitlinie** – Systematisch entwickelte praxisorientierte Handlungs- und Entscheidungsempfehlungen, die in aller Regel wissenschaftlich begründet sind. Die Handlungsanweisungen der Leitlinie müssen in der Anwendung immer an das Individuum und die aktuelle Situation angepasst werden.
- **Lernaufgabe** – Unter einer Lernaufgabe versteht man eine Lernumgebung, die den individuellen Lernprozess durch eine Folge von gestuften Aufgabenstellungen mit entsprechenden Lernmaterialien steuert, so dass die Auszubildenden möglichst eigentätig die Problemstellung entdecken, Vorstellungen entwickeln und Lernmaterialien bearbeiten. Dabei erstellen und diskutieren sie ein Lernprodukt, definieren und reflektieren den Lernzugewinn und üben sich im handelnden Umgang mit Wissen. Lernaufgaben zielen auf die selbsttätige und selbstständige Kompetenzentwicklung der Lernenden. Eine Lernaufgabe steuert den individuellen Lernprozess, damit die Lernenden möglichst selbsttätig den Lernprozess bewältigen und ihre Kompetenzen weitestgehend selbstständig entwickeln.
- **Lernumgebung** – Eine Lernumgebung umfasst das gesamte Setting einer Lerneinheit sowie die materialen Steuerungen und die personalen Steuerungen seitens der Ausbilderin oder Lehrkraft.
- **Lernsituation** – Lernsituationen rekonstruieren berufliche oder fachliche Zusammenhänge und sind didaktisch aufbereitete authentische Alltagssituationen aus dem pflegeberuflichen Kontext. Lernsituationen stellen den Lernkontext dar, in dem es um die zu bearbeitende exemplarische Handlungssituation in einem Anwendungszusammenhang geht. Im Lern- und Arbeitsprozess wird die Lernsituation als vollständige Handlung realisiert. Lernsituationen ermöglichen das Lernen in den Phasen der vollständigen Handlung. Hierbei können unterschiedliche Methoden Anwendung finden, siehe auch »Situationsorientierung«.

- **Medizinischer Dienst (MD) Bund** – Der Medizinische Dienst Bund ist eine medizinische und pflegefachliche Expertenorganisation in der Trägerschaft der 15 Medizinischen Dienste in den Ländern. Er koordiniert die fachliche Arbeit, um die Begutachtung und Beratung nach bundesweit einheitlichen Kriterien sicherzustellen, und vertritt die Interessen der Medizinischen Dienste auf Bundesebene.
- **Medizinischer Dienst (MD) Land** – In der Regel gibt es in jedem Bundesland einen Medizinischen Dienst. In Nordrhein-Westfalen gibt es zwei. Berlin und Brandenburg haben einen gemeinsamen Medizinischen Dienst. Für Hamburg und Schleswig-Holstein ist der Medizinische Dienst Nord verantwortlich. Der Medizinische Dienst Bund hat seinen Sitz in Essen (NRW). Die 15 Medizinischen Dienste und der Medizinische Dienst Bund bilden die Gemeinschaft der Medizinischen Dienste.
- **Methode** – Unter Methode versteht man ein bestimmtes, regelhaftes Verfahren zur Erlangung von Erkenntnissen. Eine Methode ist eine Art der Durchführung, bzw. ein Weg, wie man zu einem angestrebten Ziel gelangen kann.
- **Orientierungseinsatz** – Die Pflegeausbildung beginnt mit dem sogenannten Orientierungseinsatz. Dieser findet beim Träger der praktischen Ausbildung statt. Während dem Einsatz erhalten die Lernenden erste Eindrücke zu den Aufgaben als Pflegekraft im jeweiligen Versorgungsbereich.
- **OSCE** – Die Abkürzung OSCE steht für Objective Structured Clinical Examination – eine Prüfungsform, die insbesondere auf ein praxisorientiertes Prüfungsdesign mit einheitlichen standardisierten Bewertungsbögen abzielt. Bei einer OSCE wird Performanz geprüft.
- **Patient, Kunde, Bewohner, Klient, Pflegeempfänger oder »zu pflegender Mensch«?** – Im praktischen pflegerischen Alltag treffen Sie auf: Patient*innen, Bewohner*innen oder Gepflegte, Pflegekund*innen, Klient*innen oder Tagesgäste – je nach dem, in welchem Setting sich der Mensch aufhält. Die Sichtweise, dass Menschen, die einen Pflegebedarf haben, immer Patient*innen sind, gilt als überholt und rührt aus einer Zeit, zu der Pflege Krankenpflege war. Der Begriff »Patient« leitet sich aus der medizinischen Pflege ab und begründet sich aus der Fokussierung auf Diagnosen. Entsprechend des altersdemografischen Wandels und der Diversität an Orten (Settings), an denen heute Pflege stattfindet, trifft die Fokussierung auf die Diagnose hauptsächlich im Krankenhaus

zu. Nahezu 80 Prozent aller Menschen, die Pflege professionell erfahren, leben heute in Häuslichkeit und an Orten, an denen die Lebensweltorientierung und Pflegephänomene im Vordergrund von Pflegeprozessen stehen. Die Begriffe »Pflegeempfänger« oder »Pflegebedürftiger« signalisieren Passivität, Abhängigkeit und die Demut des Empfangens. Sie verhindern das Denken in Akzeptanz und Gleichberechtigung auf Augenhöhe und das vereinbarte Arbeiten im geschlossenen Arbeitsbündnis. Im Pflegeberufegesetz wird die Umschreibung »zu pflegenden Menschen« und in Kurzform vom »zu Pflegenden« genutzt. Entsprechend werden die Umschreibungen hier im Buch auch verwandt.

- **Performanz** – Im Sinne der Pädagogik bedeutet Performanz als das Verhalten, bei dem Kompetenz sichtbar wird. Kompetenz beschreibt das Können. Ob das Können gezeigt wird, entscheiden Menschen über ihre Motivation. Wird Kompetenz sichtbar, indem Menschen ihr Können zeigen, spricht man von Performanz (Achtung: Nicht zu vergleichen mit Performance).
- **Pflegeberufegesetz (PflBG)** – Seit dem 1. Januar 2020 erfolgt die Ausbildung auf Grundlage des Pflegeberufegesetzes von 2017. Das Krankenpflegegesetz und das Altenpflegegesetz sind zum 31. Dezember 2019 außer Kraft getreten. Übergangsweise können auf dieser Grundlage begonnene Ausbildungen noch bis zum 31. Dezember 2024 abgeschlossen werden. Das Pflegeberufegesetz und die Ausbildungs- und Prüfungsverordnung finden Sie in ihren Aktualisierungen im Internet unter »Bundesanzeiger Verlag«. Das Pflegeberufegesetz finden Sie auch beim Bundesministerium der Justiz und für Verbraucherschutz: www.gesetze-im-internet.de.
- **Pflegeberufe-Ausbildungs- und Prüfungsverordnung (PflAPrV)** – Die Pflegeberufe-Ausbildungs- und Prüfungsverordnung ergänzt das Pflegeberufegesetz und setzt es im Detail um. Die Verordnung regelt beispielsweise Einzelheiten zur Ausbildungsstruktur, den Ausbildungsinhalten, den Prüfungen und der Anerkennung ausländischer Berufsabschlüsse.
- **Pflegeberufe-Ausbildungsfinanzierungsverordnung (PflAFinV)** – Die Pflegeberufe-Ausbildungsfinanzierungsverordnung ist die Verordnung über die Finanzierung der beruflichen Ausbildung in der Pflege sowie zur Durchführung statistischer Erhebungen. Die Finanzierung der Pflegeausbildung erfolgt über Ausgleichsfonds, die in den Bundesländern eingerichtet wurden. In diese Fonds zahlen alle Krankenhäuser und alle

Pflegeeinrichtungen ein. Es beteiligen sich auch die Länder sowie die soziale Pflegeversicherung und die private Pflegepflichtversicherung an der Fondsfinanzierung.

- **Pflege-Bildungsmarketing** – Als Bildungsmarketing werden Methoden zur Vermarktung von Angeboten im Bildungswesen bezeichnet. Es hat zur Aufgabe, den Aufbau, die Aufrechterhaltung und die Verstärkung der Beziehungen zum Bildungsnachfrager, anderen Partnern und gesellschaftlichen Anspruchsgruppen zu gestalten. Mit der Sicherung der Unternehmensziele sollen auch die Bedürfnisse der beteiligten Gruppen befriedigt werden.[20] Pflege-Bildungsmarketing fokussiert alle Marketingaktivitäten im Kontext der Pflegeausbildung.
- **Pflegeeinrichtung** – Der Begriff Pflegeeinrichtung umfasst hier gleichermaßen Krankenhäuser, stationäre Pflegeeinrichtungen und ambulante Dienste.
- **Pflichteinsatz** – Die Pflichteinsätze finden in den drei allgemeinen Versorgungsbereichen der Pflege statt, in der stationären Akutpflege, der stationären Langzeitpflege und der ambulanten Akut-/Langzeitpflege. Die Pflichteinsätze umfassen jeweils mindestens 400 Stunden und bauen die aus dem Orientierungseinsatz erlernten Kompetenzen weiter aus. Die Pflichteinsätze in den drei allgemeinen Versorgungsbereichen sollten im 1 und 2 Ausbildungsjahr erfolgen.
- **Private Krankenversicherung (PKV-Prüfdienst)** – Der Prüfdienst der PKV übernimmt die gleichen Aufgaben wie der Medizinische Dienst der Krankenversicherung (MD) und ist mit den gleichen Befugnissen ausgestattet, um an Ort und Stelle zu überprüfen, ob die zugelassenen Pflegeeinrichtungen die Qualitätsanforderungen erfüllen.
- **Praxisanleitung und –begleitung** – Ein Praxisanleiter ist eine examinierte Pflegefachkraft, die für die praktische Ausbildung und Anleitung von Auszubildenden in den Gesundheitsfachberufen zuständig ist. Praxisbegleitungen sind Lehrende der Pflegeschulen oder Hochschulen, die durch begleitende Besuche in den Pflegeeinrichtungen zur Betreuung und Beurteilung der Lernenden sowie durch Beratung der Praxisanleitenden tätig werden.

[20] Vgl. Bernecker 2007

- **Primärqualifizierende Pflege-Studiengänge** – In primärqualifizierende Studiengänge gelangt man mit der Hochschulreife und erlernt die Pflege während des Bachelor-Studiums. Duale und ausbildungsintegrierende Studiengänge sind so organisiert, dass die Pflegeausbildung vor oder während des Studiums verläuft.
- **Pflegeschulen** – umfassen die Pflegeschulen der Kranken- und Kinderkrankenpflege, und die der Altenpflege.
- **Pflegeeinrichtung** – Der Begriff Pflegeeinrichtung bzw. Einrichtung wird synonym für Krankenhaus, stationäre Langzeitpflege und ambulante Pflege verwendet.
- **Qualitätsmanagementbeauftragte (QMB)** – Die Qualitätsmanagementbeauftragte (QMB) wird in Einrichtungen und Organisationen als interner Dienstleister und Berater für das Qualitätsmanagement angesehen. QMBs sind zuständig für die Feststellung und Aktivierung von Qualitätsentwicklung und -sicherung. Die Stellung einer Qualitätsbeauftragten ist keine leitende Position im eigentlichen Sinne, sondern eine der Leitung zugeordnete Stelle. Diese Stellungen nennt man Stabsstelle. QMBs definieren Qualitätsprozesse und evaluieren deren Wirkung. Auch organisieren sie interne und externe Zertifizierungen.
- **Qualitätsindikator Praxisanleitung, berufspraktische Pflegeausbildung** – Der Qualitätsindikator Praxisanleitung ist ein quantitatives Maß, welches zum Monitoring und zur Bewertung der Qualität der berufspraktischen Pflegeausbildung in Pflegeeinrichtungen als wichtiger Innovations- und Managementprozess genutzt werden kann. Die Qualitätsindikatoren helfen die Qualität der berufspraktischen Ausbildung für beruflich und hochschulisch Lernende in Pflegeberufen in der Struktur-, Prozess- und Ergebnisqualität zu optimieren.
- **Rahmenplan** – Die Rahmenpläne bestehen aus dem Begründungsrahmen, dem Rahmenlehrplan für den theoretischen und praktischen Unterricht und den Rahmenausbildungsplan für die praktische Pflegeausbildung. Sie wurden von der Fachkommission nach § 53 PflBG entwickelt und haben empfehlende Wirkung.
- **Rahmenausbildungspläne** – Bundesweit wurde die theoretische Basis für eine einheitliche, inhaltliche Ausgestaltung der beruflichen Pflegeausbildung geschaffen. Sie findet sich in einem Rahmenlehrplan für den theoretischen und praktischen Unterricht und mit einem hierauf abge-

stimmten Rahmenausbildungsplan für die praktische Ausbildung. Die Rahmenlehrpläne und Rahmenausbildungspläne sind aufeinander abgestimmt, wie im PflBG und in der PflAPrV gefordert.

- **Resilienz** – Resilienz bedeutet psychische Widerstandskraft; Fähigkeit, schwierige Lebenssituationen ohne anhaltende Beeinträchtigung zu überstehen. Um Resilienz zu stärken, kann an den acht Resilienzbausteinen gearbeitet werden: Verantwortungsübernahme, Akzeptanz, Zukunftsorientierung, Lösungsorientierung, Optimismus, Netzwerkorientierung, Selbstwirksamkeit und Erholung.
- **Schüler oder Auszubildende?** – Mit dem Pflegeberufegesetz wurden aus Schülerinnen und Schülern im Sinne des Betriebsverfassungs- und Bundespersonalvertretungsgesetzes Auszubildende. Egal, ob im Kontext der theoretischen oder der praktischen Pflegeausbildung oder der beruflichen oder hochschulischen.
- **Setting** – Setting bedeutet: Schauplatz, Milieu, Umgebung, Ort des Geschehens. Ein Setting ist ein abgegrenztes sozialräumliches System, in welchem Menschen leben und das Einfluss auf die Gesundheit Einzelner und von Gruppen hat.
- **Situationsorientierung** – Pflegesituationen stellen logischerweise die wesentlichen Bezugspunkte des Pflegehandelns dar. Die Ausbildung der praktischen Pflege soll sich an ausgewählten (exemplarischen) Pflegesituationen orientieren. Diese Situationsorientierung soll in den Lehrplänen und im Ausbildungskonzept niedergelegt sein. Pflegesituationen sollen gekennzeichnet sein durch:
  - den Begriff: Pflegesituation und die Konkretisierung
  - Situationsmerkmale
  - Situationstypen
  - Komplexität

  Bei der Auswahl von Pflegesituationen für die praktische Pflegeausbildung spricht man auch von Schlüsselsituationen der Pflege. Schlüsselsituationen sind jene Situationen des professionellen Handelns, die durch Pflegende im jeweiligen Setting als typisch und im professionellen Geschehen wiederkehrend beschrieben werden. Schlüsselsituationen zeichnen sich einerseits durch generalisierbare und verallgemeinerbare Merkmale aus, die für eine gelingende Professionalität als bedeutsam erachtet werden, anderseits werden die erlebten Situationen in ihrer spezifischen Ausprägung beschrieben. Ergebnisse der entsprechenden Lernaktivität zeigen sich im Handlungsergebnis. Aus den Pflegesituationen werden Lernsituationen entwickelt. Lernsituationen konkretisieren didaktisch-methodische Planungen, die handlungsorientiert zum Erwerb von Handlungskompetenz dienen und dazu exemplarisch von konkreten Handlungssituationen ausgehen.

- **Skills Lab** – Skills Lab beschreibt einen Ort/einen Raum, an dem praktische Tätigkeiten und spezifische Fertigkeiten und Fähigkeiten erlernt und trainiert werden können. Zu den Begriffen: »skill« bedeutet Können und Geschick und die Abkürzung »lab« steht für »laboratory« und bedeutet Versuchsraum.
- **Stellenbeschreibung** – Die Stellen- oder Arbeitsplatzbeschreibung ist die schriftliche, standardisierte Dokumentation und genaue Beschreibung der Merkmale einer Arbeitsstelle. Sie definiert Aufgaben und Tätigkeiten, Ziele, Kompetenzen, Verantwortlichkeiten und Pflichten, die mit der Position einhergehen und ist somit ein wichtiges Instrument der Personalplanung.
- **Reliabilität** – bedeutet Zuverlässigkeit.
- **SGB V** – Sozialgesetzbuch (SGB) Fünftes Buch (V) – Gesetzliche Krankenversicherung
- **SGB XI** – Sozialgesetzbuch (SGB) - Elftes Buch (XI) – Soziale Pflegeversicherung
- **SGB XII** – Sozialgesetzbuch (SGB) Zwölftes Buch (XII) – Sozialhilfe
- **SWOT-Analyse** – Die SWOT-Analyse wird eingesetzt, um die Stärken, Schwächen, Chancen und Risiken eines Unternehmens oder eines Projekts zu identifizieren. Mit der Ausarbeitung der SWOT-Matrix können Strategien entwickelt werden, mit denen der langfristige Erfolg eines Unternehmens gesichert werden kann. Die Struktur und die Analysevorgabe eignet sich auch hervorragend, um nicht nur unternehmensspezifische, sondern auch andere (private, projektbezogene ...) Stärken, Schwächen, Chancen und Risiken grafisch darzustellen und strategisch abzuleiten.
- **Spezialisierung** – Aus der spezialisierten Pflegeausbildung, entsprechend der Kategorien Kinder-, Alten- und Akutpflege mit Berufsvorbehalt, wurde eine generalisierte mit dem Pflegeberufegesetz geregelt. Eine Generalisierung der Pflegeausbildung kann nicht gedacht werden, ohne die Frage nach der Spezialisierung zu beantworten. Dieses Thema ist bis-

lang organisatorisch unterrepräsentiert, aber gefordert. Weitere beruflich erforderliche spezialisierte und vertiefte Kenntnisse sind, wie bisher auch, in beruflichen Fort- und Weiterbildungen zu erwerben. Diese sind in Verantwortung der einzelnen Bundesländer geregelt.

- **Validität** – bedeutet Gültigkeit, Generalisierbarkeit zum Beispiel einer Studie.
- **Vertiefungseinsatz** – Der Vertiefungseinsatz im Umfang von mindestens 500 Stunden findet im dritten Ausbildungsjahr in der Regel beim Träger der praktischen Ausbildung statt, also im Ausbildungsvertrag festgelegten Versorgungsbereich. In diesem Einsatz erfolgt der praktische Teil der staatlichen Prüfung. Da dieser Einsatz viele Stunden umfasst, wird er häufig durch theoretische Einsätze unterbrochen.
- **Vulnerabilität** – Verwundbarkeit, Verletzbarkeit. Alte Menschen mit Behinderung, mit eingeschränkten Kompetenzen, mit Migrationshintergrund und mit erheblichem Pflegebedarf und prekären Unterstützungsnetzen gehören zur Gruppe leicht verletzbarer und schutzbedürftiger Menschen.
- **Vorbehaltene Tätigkeit** – In § 4 des Pflegeberufegesetzes werden sogenannte Tätigkeiten/Aufgaben für Pflegefachkräfte geregelt, die über eine gültige Erlaubnis zur Ausübung ihres Berufes verfügen. Vorbehaltsaufgaben sind die Erhebung und Feststellung des Pflegebedarfs, die Organisation, Gestaltung und Steuerung des Pflegeprozesses, die Analyse, Evaluation, Sicherung und Entwicklung der Qualität der Pflege.
- **Volition** – Volition ist die Fähigkeit, Wunschvorstellungen, Absichten, Motive oder Ziele in gezielte Handlungen umzusetzen, die zu Resultaten oder Erfolgen führen. Man bezeichnet die Volition auch als Umsetzungskompetenz oder Willenskraft. Motivation und Volition sind eng miteinander verwandt, es gibt aber Unterschiede. Die Motivation ist zunächst nur der grundlegende Wunsch zum Erreichen von Zielen. Sie kann die Begründung dafür sein, warum man ein bestimmtes Ziel vor Augen hat. Im Gegensatz dazu ist die Volition der wesentliche Handlungsimpuls, diese Motive aktiv umzusetzen. Die Volition erklärt auch, warum manche Menschen trotz hoher Motivation, großer Anstrengung und bester Qualifikation immer wieder scheitern, während es anderen gelingt, scheinbar mühelos innere und äußere Widerstände zu überwinden, um ihre Wünsche zu erfüllen.

- **Wahlrecht** – Das Wahlrecht für einen der drei Pflegeberufsabschlüsse, die das Pflegeberufegesetz vorsieht, steht ausschließlich der oder dem Auszubildenden zu.
- **ZQP** – Das Zentrum für Qualität in der Pflege ZQP hält eine Vielzahl wichtiger Informationen für Pflegende bereit. Als gemeinnützige Stiftung unterstützt das ZQP mit seinen Angeboten alle, die sich für pflegebedürftige Menschen engagieren – in Familie, Praxis, Politik und Wissenschaft, siehe www.zqp.de.

Literatur

Ausbildungs- und Prüfungsverordnung für die Pflegeberufe (PflAPrV) – Pflegeberufe-Ausbildungs- und -Prüfungsverordnung vom 2. Oktober 2018 (BGBl. I S. 1572), die durch Artikel 10 des Gesetzes vom 19. Mai 2020 (BGBl. I S. 1018) geändert worden ist.

Bandura A (1991): Sozial-kognitive Lerntheorie. Klett-Cotta, Stuttgart.

BDKOM (2018): Bentele G, Seidenglanz R, Fechner R: Kommunikationsmanagement 2018 – Vermessung eines Berufsstandes. Quadriga Media, Berlin.

Behrens J, Langer G (2022): Evidence based Nursing and Caring. Methoden und Ethik der Pflegepraxis und Versorgungsforschung – Vertrauensbildende Entzauberung der »Wissenschaft«. Hogrefe, Göttingen.

Bloom B S, Englehart M, Furst E, Hill W & Krathwohl D R (Eds.) (1956): Taxonomy of Educational Objectives, Handbook I: Cognitive Domain. David McKay, New York.

Bloom B S (2001): Taxonomie von Lernzielen im kognitiven Bereich. Beltz, Weinheim.

BMG (2022): Fragen und Antworten zum Pflegeberufegesetz. https://www.bundesgesundheitsministerium.de/pflegeberufegesetz/faq-pflegeberufegesetz.html#collapse-control-532

Bruhn M (2009): Marketing. Grundlagen für Studium und Praxis. 9. Auflage. GWV Fachverlage GmbH, Wiesbaden.

Bernecker M (2007): Bildungsmarketing. 3. Auflage. Johanna Verlag, Köln.

BIBB (2021): Bundesinstitut für Berufsbildung (Hrsg.): Musterentwurf zum Ausbildungsnachweis. Empfehlungen für den Nachweis der praktischen Pflegeausbildung nach § 60 Abs. 5 Pflegeberufe-Ausbildungs- und -Prüfungsverordnung – PflAPrV, Bonn 2019. https://www.bibb.de/dokumente/pdf/Musterentwurf-Ausbildungsnachweis.pdf

BMFSFJ (2022a): Bundesministerium für Familie, Senioren, Frauen und Jugend (Hrsg.) https://www.pflegeausbildung.net

BMFSFJ (2022b): Bundesministerium für Familie, Senioren, Frauen und Jugend (Hrsg.) https://www.pflegeausbildung.net/alles-zur-ausbildung/umschulung.html

Declan K (2008): Lernergebnisse (Learning Outcomes) in der Praxis. Ein Leitfaden. DAAD, Bonn.

Dielmann G (2020): Pflegeberufegesetz und Ausbildungs- und Prüfungsverordnung. Kommentar für die Praxis. Mabuse Verlag, Frankfurt.

DGGG (2011): Teilhabe und Pflege alter Menschen-Professionalität im Wandel Positionspapier der Sektion IV – Soziale Gerontologie und Altenarbeit der Deutschen Gesellschaft für Gerontologie und Geriatrie (DGGG)

Donabedian A (1980): The Definition of Quality and Approaches to Its Assessment, Explorations in Quality Assessment and Monitoring. Band 1, Health Administration Press.

Dudel H (2022): Was einem modernen QM-Verständnis in der Pflege im Weg steht. https://blog.dgq.de/einem-modernen-qm-verstaendnis-der-pflege-im-weg-steht/

Erpenbeck F, Heyse V (2022): Kodekonzept. https://www.kodekonzept.com/wissensressourcen/kompetenzen/

Fachkommission nach § 53 Pflegeberufegesetz: Rahmenpläne der Fachkommission nach § 53 PflBG. 2. Aufl. o. O. 2020a. URL: https://www.bibb.de/veroeffentlichungen/de/publication/show/16560

Fachkommission nach § 53 Pflegeberufegesetz: Begleitmaterialien zu den Rahmenplänen der Fachkommission nach § 53 PflBG. o. O. 2020b. https://www.bibb.de/veroeffentlichungen/de/publication/show/16613

Gesetz über die Berufe in der Krankenpflege (Krankenpflegegesetz – KrPflG) vom 4. Juni 1985 Gesetz über die Pflegeberufe (PflBG) – Pflegeberufegesetz vom 17. Juli 2017 (BGBl. I S. 2581), das zuletzt durch Artikel 9 des Gesetzes vom 19. Mai 2020 (BGBl. I S. 1018) geändert worden ist.

Garcia-González D, Peters M (2021): Ausbildungs- und Studienabbrüche in der Pflege – ein integratives Review. BIBB, Bonn.

Jürgensen A, Dauer B (2021): Handreichung für die Pflegeausbildung am Lernort Praxis. Version 1.0, BIBB, Bonn.

Knappschaft (2023): Irrationale Gedanken. Übungen Stressbewältigung. https://magazin.knappschaft.de/uebungen-stressbewaeltigung/

Koslowski G (2018): Resilienz in der Pflege. Schlütersche Fachmedien GmbH, Hannover.

Kriesten U (2014): Pflegeplanung Gerontologische Pflege. Fakten, Fälle, Arbeitshilfen. Schlütersche Verlagsgesellschaft. Brigitte Kunz Verlag, Hannover.

Kriesten U (2020): Kollegiale Fallberatung – Professionelle Pflegekompetenz optimieren. Ein Lehr- und Praxishandbuch. Schlütersche Fachmedien GmbH, Hannover.

Kriesten U (2021): Praxisanleitung – gesetzeskonform, methodenstark & innovativ. So setzen Sie das Pflegeberufegesetz praktisch um. Schlütersche Fachmedien GmbH, Hannover.

Kriesten U, Becker M (2022): Kommunizieren und Führen in der Pflege – gewusst wie. Stärken erkennen, Kompetenzen schärfen, Verhaltensmuster durchbrechen. Schlütersche Fachmedien GmbH, Hannover.

Longmuß J, Grantz T, Höhne B (2017): Mediengestützte Arbeits- und Lernprojekte als Instrument der betrieblichen Kompetenzentwicklung. In: Ahrens D, Molzberger G (Hrsg.) Kompetenzentwicklung in analogen und digitalisierten Arbeitswelten – Gestaltung sozialer, organisationaler und technologischer Innovationen. Springer, Berlin.

Mielenz M O, Seidel K, Fuchs P, Wellmer S (2023): Praxisschock – Zentrales Abbruchmotiv in der Pflege? Forschungskongress BIBB »Bildung und Versorgung in der Pflege gemeinsam gestalten.« 26.05.2023, Bonn.

Orem D E (1997): Strukturkonzepte der Pflegepraxis. Ullstein Mosby, Berlin/Wiesbaden.

Pätzold G (2006): Berufliche Handlungskompetenz. In: Kaiser F-J, Pätzold G (Hrsg.) Wörterbuch Berufs- und Wirtschaftspädagogik. Bad Heilbrunn, Julius Klinkhardt. S. 72–74.

Pflegeberufereformgesetz – PflBRefG. Bundesgesetzblatt Jahrgang 2017 Teil I Nr. 49, ausgegeben zu Bonn am 24. Juli 2017, S. 2581-2614.

Rahmenlehrpläne (2019): Rahmenpläne der Fachkommission nach § 53 PFLBG, Rahmenlehrpläne für den theoretischen und praktischen Unterricht, Rahmenausbildungspläne für die praktische Ausbildung, 1. August 2019, Bonn.

Tietze K O (2010): Wirkprozesse und personenbezogene Wirkungen von kollegialer Beratung. Theoretische Entwürfe und empirische Forschung. VS Verlag für Sozialwissenschaften. Wiesbaden.

Register